기적을 일으키는
요료법

기적을 일으키는 요료법

김정희 편저

용기와 신념만 있으면 당신 스스로 어떤 병이든 고칠 수 있다

과학적 해명이 불투명하다는 이유로 민간요법을 무조건 배척만 할 것이 아니라 여러 사람들의 체험으로 효능이 있다고 한다면 현대의학에서도 이 엄청난 사실을 외면하지 말아야 합니다. 이 책은 요료법을 실시한 많은 사람들의 생생한 육성을 소개하고, 특히 과학자와 의사들의 임상실험 및 체험담을 들려줌으로써 요료법이 인체의 장기 활성화에 효과가 좋으며, 꾸준히 치료를 계속하면 그 어떤 합병증까지도 치료가 가능하다는 결론을 이끌어내고 있습니다.

Miracle
Urine Therapy

산수야

차례

제 3 장 요료법(Urine Therapy)의
메커니즘과 과학적 증거

제 4 장 암에도 효과가 있는 요료법

제 5 장 요료법 실시방법과
호전반응에 대한 궁금증

제6장 요단식법과 요단식 체험기

제7장 전 세계 유명인들이 실천하는 요료법

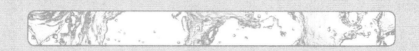

제 8 장 요료법 실시자들의 놀라운 체험담

머리말

　과학만능 시대, 4차 산업혁명 시대에 살고 있는 우리는 하루
가 다르게 발전하는 최첨단 기기들을 만나고 있습니다. 과학의
발전은 의학의 발전도 가져왔습니다. 병증 진단의 신속성, 치료
방법, 진단방법 및 예방의학 등으로 크나큰 혁신을 일으키고 있
습니다.

　그러나 우리가 과학만능 시대에 살고 있음에도 사실 인체에
관하여 각 장기들의 작용을 철저히 규명하기란 요원합니다. 이
는 의약품을 살펴봐도 만찬가지입니다. 약이 병을 치료하고 근
절시키기보다는 증상들을 완화시키고 억제시키는 것이 대부분
입니다. 사람들은 의약품이 병 치료의 주체라고 잘못 인식하여
약을 과신하고 과용함으로써 경제적 낭비는 물론 약품 공해에
시달리고 있는 실정입니다.

일본의 내과전문의였던 나까오 료이치 원장은 기적을 일으키는 요료법의 효과를 연합군과 일본 사이에 벌어진 태평양 전쟁 터에서 몸소 체험하고는 환자와 가까운 친지들에게 권했습니다. 특히 현대의학으로 치유되지 않는 난치병 환자에게는 적극적으로 권했습니다.

요료법은 나까오 원장의 상담과 강연, 도서 발간 등으로 일본에서 선풍적인 인기를 끌게 되었습니다. 평소에 건강에 관심이 많았던 필자는 우연히 요료법에 관한 내용을 접하고는 일본으로 건너가 직접 나까오 원장을 만났습니다. 자신의 오줌으로 치료하는 요료법에 관하여 대담을 나누면서 메커니즘을 이해할 수 있었고, 지병으로 고생하며 힘겨워하는 분들을 위해 우리나라에 보급하기로 마음먹었습니다.

나까오 원장은 아낌없는 지원을 해주었습니다. 직접 한국을 방문하여 강연과 상담을 해주었고, 책도 출간할 수 있도록 허락해 주었습니다. 나까오 원장이 직접 강연한 요료법 관련 내용들 중에서 다양한 체험담과 요료법을 실천하게 된 경위와 그간의 역사들을 이 책에 실었습니다. 또한 단식법과 요단식 체험담 등을 추가하여 자신의 건강에 대하여 기록하고 공부하여 연구자의 자세로 임했으면 하는 마음도 담았습니다.

자신의 몸은 자신이 가장 잘 알 수 있는 것처럼 아무리 좋은 건강법이라도 스스로 공부하고 기록하고 체크하여 자신에게 맞는 방법을 찾아가는 것이 제일 중요합니다. 이 책에 소개된 것들도 자신의 체력을 살피면서 적용할 것을 권합니다.

최근에는 오줌에서 줄기세포를 추출하여 치료제로 개발하는 작업이 전 세계에서 활발하게 연구되고 있지만 나까오 원장이 요료법을 일본에 알릴 때만 해도 난관에 부딪혔다고 합니다. 오줌에 대한 좋지 않은 인식과 과학적인 연구결과가 미비하다는 것이 주요 이유였습니다. 이 부분은 우리나라에서도 겪고 있는 문제이긴 합니다.

오줌에서 추출한 성분으로 다양한 약이 만들어져 시판되고, 줄기세포도 추출하여 다양하게 활용하는 단계에 이르게 되었으니 이제는 소모적인 논쟁은 접어야 할 때라고 생각합니다.

특히 과학적인 해명이 불투명하다는 이유로 민간요법을 무조건 배척만 할 것이 아니라 여러 사람들의 체험으로 효능이 있다는 것을 알게 되었다면 현대의학에서도 이 사실을 외면하지 말아야 합니다. 우선 환자들의 병부터 치유하고, 결과적으로 치유되는 원리를 연구하고 검토하여 밝히는 작업이 필요하다고 나까오 료이치 원장은 말합니다.

오줌은 오물이 아니라 무균상태이며 절대 안전한 건강음료라는 점을 독자들이 이해하기 쉽게 이 책을 통하여 설명하려고 노력했습니다. 또한 요료법을 실시한 사람들의 체험담을 소개함으로써 독자들이 요료법의 효능에 대하여 확신을 갖도록 하는 것이 이 책을 내게 된 이유입니다.

처음 요료법을 알게 된 후 그 효능에 확신을 가지고 꾸준히 요료법을 실시한 지 어느덧 30년이 되었습니다. 요료법을 시작한 지 보름쯤 되자 효과가 나타나기 시작했습니다. 지병이었던 손발 저림이 좋아졌으며 80대 후반인 지금도 회원들과 교류하면서 건강하게 지내고 있습니다. 얼마나 고마운 일인지 모르겠습니다.

요료법을 실시하는 사람들 중에는 모임에 참석하여 자신의 체험담을 솔직하게 이야기하며 꾸준하게 실시할 것을 독려하는 이가 있는 반면 가족에게도 비밀로 하는 이도 있습니다. 이제는 오줌에 대한 다양한 실험들이 공개되어 우리의 인식도 변하고 있다고 생각합니다. 요료법은 숨기면서 해야 하는 건강법이 아닙니다. 책을 통하여 공부하고 모임을 통하여 다양한 체험담을 나누는 것이 중요합니다.

모리스 마테를링크의 명작 『파랑새』를 아시는지요? 이 책에는 가까운 곳에 내가 그토록 찾던 행복이 있다는 것을 이야기하고 있습니다. 행복의 새를 찾아 나선 치르치르와 미치르는 머나먼 곳을 헤매었으나 파랑새를 찾지 못하고 피로에 지친 몸을 이끌고 집에 돌아왔습니다. 고생을 하고 집에 돌아와 보니 행복의 새가 집에 있었다는 이야기처럼 난치병 환자가 고가의 주사요법 또는 특수치료 등 갖은 노력을 다했지만 별다른 효험이 없던 중

우연히 요료법을 접하게 되어 아무런 어려움 없이 효과를 보게
된 것은 마치 행복의 새를 자기 집에서 찾은 것과 같다고 비유한
나까오 원장의 말은 매우 적절한 표현이라고 생각됩니다.

오늘날은 온갖 화학약품의 부작용이 많이 발생하며 환경 호
르몬, 미세먼지 등이 국민건강을 위협하고 있습니다. 이러한
시대에 자가면역력을 높이면서 병을 치유할 수 있는 요료법을
독자들에게 소개하게 되어 기쁩니다. 이 책을 읽은 사람들이
난치병으로부터 해방되고 평생 건강을 유지하며 생활하시기를
기원합니다.

Miracle
Urine Therapy

제 1 장

요료법의
정의 및 역사

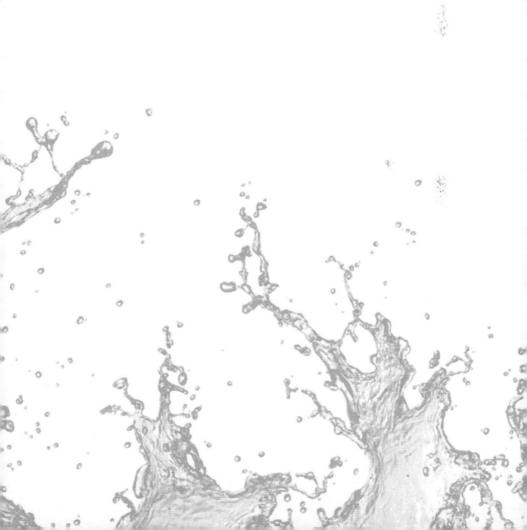

오줌을 마실 때는 항상 즐겁고 기쁜 마음으로
병을 완치할 수 있다는 믿음을 가져야 합니다.
완치된다는 믿음으로 요료법을 실시하면
엔돌핀이 많이 함유된 오줌을 마실 수 있습니다.
반대로 걱정과 고민에 빠진 마음으로 요료법을 하면
엔돌핀이 아주 적거나 없으며,
극도의 공포와 스트레스 속에서 투병을 하면
오줌 속에 아드레날린이 다량 함유된 오줌이 나온다고 합니다.

요료법의 정의

요료법(尿療法, Urine Therapy)은 자기 오줌을 마시는 건강법으로 신체 내부에 존재하는 약물을 통한 자가치유법이라 할 수 있습니다. 영어로는 오줌을 뜻하는 'urine'과 치료를 뜻하는 'therapy'를 합쳐서 'Urine Therapy'라고 합니다.

유린(urine)은 'ur'로 시작되는 데 히브리어로 '빛'을 의미합니다. 유대민족의 아버지인 아브라함은 'Ur'로 불리는 지방출신이며, 'uranus'는 라틴어로 '하늘'을 뜻합니다.

건강을 증진시키고 원기를 왕성하게 하며 신체를 젊어지게 하고 감기에서부터 말기 암에 이르는 거의 모든 질병들을 치료한다고 알려져 있는 요료법은 수천년 전부터 인도, 중국, 한국, 일본 등 여러 나라에서 전해져 내려왔으며, 전 세계적으로 수천만 명이 실시하고 있습니다. 그렇지만 아직 그 효능이 널리 알려지

지 않은 이유는 오줌이 불결하고 더럽다는 편견과 함께 상업적
으로 돈이 되지 않기 때문입니다.

요료법이 오랜 역사와 전통을 가지고 있음에도 불구하고 정부
의 제도적 지원을 받지 못하고 있는 것은 오줌이 지니는 특수성
때문이라고 전문가들은 말합니다. 맛이 달콤하거나 향기롭지 않
고 더럽다는 인식 때문인데 그 더럽다는 이유에 대한 과학적인
근거는 사실 없습니다.

오줌은 혈액에서 콩팥을 거쳐 걸러지는데 그 중 많은 성분이
재흡수되어 이용됩니다. 건강한 사람의 오줌은 무균상태이고 오
히려 혈액보다 깨끗합니다. 이렇듯 깨끗한 오줌을 마시는 요료
법은 과학적으로 연구하여 개발한 약품이 아니라 창조주에 의하
여 준비된 '건강비법'입니다. 창조주가 준비한 비밀스러운 건강
비법이 일부 종교 지도자들을 통해서 전수되어 오다가 현대과학
을 만나면서 그 베일이 조금씩 벗겨지기 시작했습니다.

최근 들어서는 모든 종류의 세포로 분화할 가능성을 가지고
있는 줄기세포를 오줌에서 추출했습니다. 21세기에 들어 다양한
방법으로 연구가 진행되고 있어 조만간 요료법도 과학의 힘으로
더욱 발전할 것입니다.

요료법의 근본원리

　오줌은 혈액의 주요 성분들과 물질대사 과정에서 생긴 노폐물이 수용액의 형태로 콩팥에서 걸러졌다가 대부분 재흡수되어 혈액으로 돌아가고, 원뇨의 1/100로 농축되어 방광에 축적되었다가 체외로 배출됩니다.

　오줌이 방광에 축적되어 있다가 배출된다고 하여 노폐물이라고 하지만 건강한 사람의 소변은 무균상태이며 오히려 혈액보다 깨끗하다고 말할 수 있습니다. 이렇듯 우리 몸에서 생성된 깨끗한 오줌을 마시는 요료법은 과학적으로 연구하여 개발한 화학약품이 아닙니다.

　요료법은 신부님이나 스님, 요기(힌두교의 요가학파에서 수행자를 일컫는 말) 등 종교 지도자들을 통해서 조금씩 비방처럼 전수되었습니다. 이웃나라 일본만 해도 요료법 전문병원이 있을 정도이

19

며 요료법을 시행하는 의사나 전문가들이 상당수입니다. 인도에서는 정치 지도자들과 대중들이 실시하고 있어 오줌 예찬론까지 나오고 있을 정도입니다.

오줌은 현대과학과 만나면서 그 신비의 베일이 조금씩 벗겨지기 시작했습니다. 기원전 3,000년경 고대 이집트의 피라미드에서 나온 경전을 보면 "호루스(Horus)의 요를 마셔라."라는 표현이 있고, 인도 고대 베다 경전에 "신체의 음료수인 요는 만병통치약이다."라고 기록되어 있는 것을 보면 요료법은 수천년 전부터 치료 개념으로 제시되어 왔음을 알 수 있습니다.

영국이나 프랑스를 중심으로 한 유럽에서는 피부 관리를 위해 오줌을 사용하는 전통이 있었으며, 알래스카 원주민들은 오줌으로 몸을 씻고 물로 헹군다고 합니다.

전 인도의 수상이었던 모라르지 데사이는 1977년 TIME지와 인터뷰에서 "나는 아침마다 오줌을 마시면서 건강을 지킨다."라고 말하여 세상 사람들을 깜짝 놀라게 한 적이 있습니다. 1978년에는 미국의 TV프로그램인 '60minutes'에 출연하여 "나는 매일 아침 자신의 오줌을 한 컵 마시고, 오줌으로 마사지와 목욕을 한다."고 밝혔습니다.

요료법에 대한 의학적 연구자료를 풍족하게 제시하지 못하는 바람에 당시 시청자들은 요료법의 신뢰도에 대해 별다른 반응을 보이지 않았지만, 작가인 밴더 크룬이 1994년 봄에 인도를 찾아가 데사이 전 수상을 방문했을 때 건강한 99세를 보내고 있었다고 합니다. 데사이 전 수상은 정력적으로 일하며 건강하게 일생을 보내다 99세로 생을 마감했습니다.

1900년대 초 영국의 자연요법가였던 J. W. 암스트롱은 심각한 각종 병을 앓던 중 우연히 성경에서 "네 샘에서 나오는 물을 마시라"는 구절을 접하고는 오줌을 마셔야겠다고 결심하게 됩니다. 암스트롱은 요료법을 실시하고 수십일 만에 병을 완치했습니다. 이후로 암스트롱은 1925년에서 1944년 동안 암이나 폐결핵 등으로 고생하는 4만 명의 환자들을 치료했다고 합니다. 이 외에도 많은 역사와 사례들이 있는데 현대과학은 오줌의 성분을 밝히고 치료에 활용하기 위해 적극적으로 연구하고 있습니다.

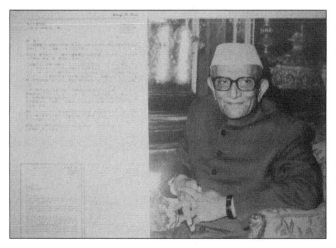

〈 데사이 전 수상이 일본MCL에 보낸 편지와 사진 〉

오줌의 성분과 효능

　오줌이 만들어지는 과정은 다시 강조해서 설명할 필요가 있습니다. 개개인의 확신이 곧 믿음으로 이끌기 때문입니다. 피는 체내를 순환하고 신장에 도달하면 신장에서 여과되어 요세관(세뇨관)을 통해서 재흡수됩니다. 이때 혈액이 여과되어 요세관을 통해서 다시 혈관으로 재흡수되는 양은 90%정도라고 알려져 있습니다. 그리고 나머지가 방광으로 보내져서 오줌이 됩니다. 신장이 피를 여과하기 때문에 오줌은 여과된 피라 할 수 있습니다. 과학자들이 분석한 오줌의 성분과 피의 성분을 비교해 보면 몇 가지 성분을 제외하고는 거의 같습니다.

　오줌의 주요 성분과 작용은 다음과 같습니다.

① 요산

생체내의 활성산소(암 발생 분자)억제, 노화 억제 및, 결핵균에 대한 저지력이 강하다.

② 요소

요소는 요 중에 가장 많이 함유된 성분으로 체내 단백의 최종 대사산물로 지방이나 그 외 생체 분비물을 용해하는 유기제이다. 요소와 항 박테리아 작용의 본체. 결핵균 증식저해작용이 현저하다. 외상이나 감염부위의 주위에 부패하는 단백질을 용해하는 산화 물질이다. 요소 때문에 분해 또는 괴사한 조직의 부패가 진행되는 경우는 없다.

③ 유로키나제

강렬한 혈전용해제로 니트로그리세린을 닮아서 관상동맥의 심근류량을 증대시킨다.

④ 항네오푸라스톤

정상세포에 별로 영향을 미치지 않으며 암세포의 증식을 억제하는 인자이다.

⑤ 다이렉틴

암세포를 구석구석까지 일직선으로 늘이는 작용을 한다.

⑥ 알란토인

요산의 산화물로 상처치유를 촉진하는 질소 화합물이다.

⑦ H-11

암세포 증식을 억제하고 암 종양을 감소시킨다.

⑧ B-인돌초산

동물의 육종 및 암 종양의 증식을 억제한다.

⑨ 3-메칠글리코살

암세포 파괴작용이 있다.

⑩ EGF(표피세포 증식인자)

상처가 난 세포나 조직을 회복 및 재생시킨다.

⑪ 고나드트로핀(성선자극호르몬)

정자 생산 및 월경주기의 정상화를 촉진시키는 호르몬이다.

⑫ 엘리트로포이에틴(적혈증식인자)

적혈구 증식을 촉진시킨다.

⑬ G.H(성장호르몬)

생리활성 및 단백질 합성이나 연골 발육의 촉진과 지방 분해 작용을 한다.

⑭ CSF(코로니-자극인자)

세포분해 및 증식에 유효하다.

⑮ 카리크레인

말초혈관을 확장시켜서 혈압을 내리는 갈진이라는 성분을 유리시킨다.

⑯ 트립신인히버터

점막성 궤양의 예방 및 치료에 효과가 있다.

⑰ 프로스타그란틴

출산 조절이나 임신에 사용된다. 출산 조절 이외 저혈압증에도 사용된다.

⑱ S인자

안전하고 자연스러운 수면을 유도한다.

⑲ 프로테오제스

알레르기 반응 결과 생기는 면역생리활성물질이다.

⑳ 폴리펩티드

순수한 형으로는 결핵관해작용이 있다.

㉑ 골티존

강력 체료제 및 항스트레스 작용이 있다.

㉒ DHEA, DEHA

DHEA는 부신선에서 분비되는 생식호르몬으로 남성의 요 중에 다량 함유되어 있다. 비만 방지, 동물의 수명 연장, 부인의 흉부암, 당뇨병, 재생불량 빈혈에 효과가 있다. DEHA는 골수를 자극하여 적혈구, 혈소판, 단구, 마크로파지, 임파구 등 골수에서 생산되는 세포를 증가시킨다.

㉓ 미네랄

각종 식품에서 얻을 수 있으나 오줌에서 더욱 여러 종류의 좋은 미네랄이 함유되어 있다. 특히 요 중의 미네랄은 한번 체내에 흡수된 나머지가 다시 체내에서 나온 것이므로 흡수율이 다른 식품에서 섭취하는 것보다 효과적이다.

이러한 물질들은 제각기 항산화작용, 강장작용, 항암작용 등 우리 몸에 중요한 기능들을 수행합니다. 그 중 '디렉틴(Directin)'이란 물질은 암세포를 정상세포로 환원시키는 효과가 있다고 1966년 미국 실험생물학협회지에 보고되었습니다. '항네오플라스틴(Antineoplastin)'이란 성분은 정상세포에는 손상을 주지 않으면서 암세포를 선택적으로 파괴하는 펩타이드성 물질로 1960년대 미국의 의사 부르진스키가 발견한 것인데 암 환자들에게 활발하게 이용되고 있습니다.

요는 비타민 B-12, 비타민 C, 비타민 B-6와 그 밖의 비타민과 많은 무기질이 있습니다. 대략 200가지의 생화학적 성분이 요에 들어 있다고 알려져 있지만 과학자들은 이것도 빙산의 일각에 불과한 것이라고 믿고 있습니다.

　미국의 베아트리체 바넷 박사에 의하면 "요에는 수천 가지의 생화학적 화합물이 들어 있지만 오직 200가지 내외의 성분만이 의료과학자들의 관심 속에서 연구되고 있다"고 합니다. 오줌은 아직 완벽하게 기능이 밝혀지지 않았지만 그 놀라운 효과로 인해 앞으로 많은 연구결과가 나오게 될 것입니다.

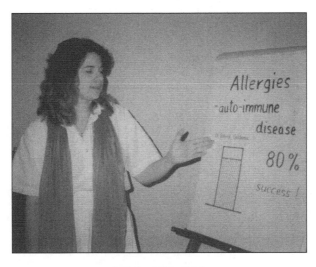

〈 베아트리체 바넷 〉

오줌의 성분 분석표

요료법의 과학적 근거가 되는 오줌의 성분 분석표는 아래와
같습니다.

1일의 요 : 1500~2000㎖

PH : 5~7

고형성분 : 50~70g

유기성분(30~40g)			
총 질소	16.8g	크레아티닌	0.58g
요소	14.7g	마뇨산	0.6g
요산	0.18g	인디칸	0.005~0.002g
암모니아질소	0.49g	유로크롬	0.4~0.7g

무기성분(20~25g)			
나트륨	6~8.4g	구리	250ug
염소	11.1~18.2g	아연	451±164ug
칼륨	1.8~2g	일산화탄소	0.21mg
칼슘	240~320mg	세레니움	0.5mg
마그네슘	2.9~6.39m mol	케이산	0.13mg
철	60~100ug		

유기산			
아세트산	3~15mg	수산	1.5~30mg
회산	0.8mg	피루핀산	15~30mg
구연산	0.3~0.9mg	유산	3.0mg
구르크론산	3.0~20.0mg	산화촌산	79.5mg

아미노산(단위; ug/mg)			
아스파라긴산	3.4	세린	26.7
아라닌	12.8	타우린	59.2
알기닌	1.7	타로린	12.8
그리신	65.9	트리프토판	11.1
구루타민	49.3	파린	3.8
시스틴	8.3		

비타민			
비타민 B1	4.17±190ug	카르틴	57.7±9.6mg
비타민 B2	30.7ug	아스코르빈산	0.57~6.5mg
비타민 B6	195ug	니코틴산	3.8mg
비타민 B12	0.44mg	판토테인산	45ug
엽산	2.0~6ug	코린	79ug

핵산 관련 물질			
아란토인	0.17mg/kg	구아니딘초산	0.2~0.5mg/kg
퓨린염기	0.2~1.0mg/kg	7-메칠구아닌	0.09mg/kg

당질 배출량			
포도당	30~130mg	갈락토스	48~50mg
후락토즈	0.26±0.16mg/kg	아라비노즈	18~38mg
락토즈	23~84mg	펜토즈	70mg

그 외의 성분			
인도루 3초산	5~18mg	에리즈로포애린	2.8~4.0단위
세로토닌	130~260meq	2-페닐에칠아민	886±84μg
히스타민	0.2~1μg	P-타라민	83±260μg
D-구루카루산	39±17.9umol	푸로스타그란딘E1	
CAMP	3.61±0.19umol	카리크렌인	

요 중 색소 성분		
우로크롬 0.4~0.7g/일	빌리루빈	3.08± 0.28mg/일
우로빌리노겐 0.3~2.1Ehrilich 단위	Bulbobilinogen	
우로빌린 143~1,857㎍/kg/일	0~800㎍Urochrome/ℓ	

각종 호르몬		
당질 호르몬 17-OHCS	성인남자 성인여자	6.1mg/일 4.1mg/일
17-케토스테로이드	성인남자 성인여자	6.5mg/일 4.8mg/일
성선 호르몬 배출량 테스토스테론	성인남자 성인여자	5.17㎍/일 6.5㎍/일
총 에스트로겐	성인남자 성인여자	2~10㎍/일 5~30㎍/일
Pregnanzol	성인남자 임신 20~28주 임신 28~40주	0.1~1.0mg/일 15~25mg/일 24~40mg/일
알도스테론	성인	2~26㎍/일

기타 호르몬 - 요 중 카테콜 배출 정상치		
메타네프린 3.6㎍/일	도파민	402.4±86㎍/일
아드레날린 24.2±4㎍/일	Homevanil산	6.0± 1.1mg/일
노르아드레날린 52.1±15㎍/일		

요 중 효소	
아밀라아제	167±148Smith-Roe
베타-글루쿠로니다제	5.4~14.6 10^3u/hr
베타-갈락토시다제	132±52u/mg/Creatine
알파-글루코시다제	66~142mu/min
트랜스펩티다제	
(GOT)	3~12㎍/mg
(GPT)	0~8 ㎍/mg
유로펩신	22.9u/hr
유로키나제	0.38~7.0Plougu/㎖

(출처; 생화학 데이터 핸드북)

요료법 방법 및 적용

　요료법은 신체가 건강할 때부터, 가능하면 일찍 시작하는 것이 좋습니다. 오줌은 수명이 다 된 사람을 살리는 약은 아니지만 자기 수명을 다할 수 있도록 도와줍니다. 따라서 몸이 망가져서 효과가 떨어지기 전부터 시작하는 것이 좋다고 말할 수 있겠습니다.

　나까오 원장은 요료법을 하면 고통 없이 편안한 죽음을 맞이한다고 했습니다. 실제로 일본MCL연구회 회장으로 전 세계를 순회하면서 요료법을 널리 전파했던 나까오 원장도 일본 강연회를 앞두고 컨디션이 조금 안 좋다는 것을 느낀 며칠 후 편안한 임종을 맞이했습니다.

　빈부에 관계없이 누구나 할 수 있는 건강요법인 요료법은 육체적인 건강에서 나아가 정신적인 건강까지 추구할 수 있습니다. 병에 시달리면서 돈이 없어서 치료를 받지 못하거나 병에 걸려서 여러 가지 방법들을 모두 동원했음에도 차도가 없는 사람들은 요료법이 좋은 대체요법이 됩니다. 자연건강 대체요법인 요료법 방법은 아래와 같습니다.

마시기

오줌을 유리컵이나 도자기에 받아서 마시는데 매일 아침 처음 누는 약간의 오줌은 흘려버리고 중간에 눈 것을 받아서 즉시 마십니다. 처음 마시는 양은 50ml 정도(소주잔 1잔)인 한 모금으로 하다가 익숙해지면 150~200ml(맥주잔 1컵)로 늘립니다. 아침에 누는 첫 오줌에는 유용한 호르몬이 가장 많기 때문에 좋습니다. 건강한 사람인 경우에는 하루에 한 번만 마시면 되는데 환자인 경우에는 하루에 여러 번의 오줌을 마시는 것이 좋습니다.

요마사지

오줌을 받아서 마신 후 남은 것으로 온몸을 문지르고 난 후 20분 정도 있다가 씻습니다. 마사지용은 바로 받은 오줌보다는 모아 두었다가 알칼리성으로 숙성된 것을 사용하면 더 좋습니다. 샴푸 대신 오줌으로 머리를 감은 후 물로 헹구면 머리카락에서 윤기가 나고 부드러워집니다. 요마사지 후에는 비누로 씻지 않는 것이 좋습니다. 그 외 벌레 물린 곳, 무좀, 버짐, 비듬, 검버섯, 여드름, 알레르기 등에는 오래 숙성시킨 오줌이 좋습니다. 적어도 4일 이상 묵힌 것이 효과적이라고 알려져 있습니다.

요관장

오줌을 마실 수 없는 사람이나 아이들에게 사용할 수 있는 방법이기도 합니다. 요관장은 특히 치질, 탈홍, 치루 환자들에게 좋은 효과를 보이는데 5~10ml 정도면 충분합니다. 시판되는 관장기 혹은 주사기를 사용하면 쉽게 관장을 할 수 있습니다.

요단식

요료법의 효과를 가장 많이 볼 수 있는 방법이라고 알려져 있습니다. 하지만 단식은 전문가와 상의하면서 자신의 건강상태를 제대로 파악한 후 시행해야 합니다. 명심해야 할 것은 개인적인 차이를 이해하고 단식에 대한 공부를 충분히 한 후에 실시해야 한다는 것입니다. 단식은 자신의 몸 상태를 체크하고 철저한 계획을 세운 후에 무리하지 않는 범위 내에서 할 것을 전문가들은 강조하고 있습니다. 단식에 대한 체험담은 뒤에서 소개합니다.

약과 병용할 경우

대개는 오줌으로 배설될 때 약의 기능이 사라진 상태여서 괜찮으나 고혈압의 경우 마시는 양을 50ml 정도로 줄이는 것이 좋으며 혈압의 높고 낮음에 따라 조절합니다. 다른 질병에서도 갑자기 약을 끊지 말고 요료법과 함께 서서히 약을 줄이다가 자신의 상태를 파악한 후 끊는 것이 좋습니다. 주치의나 전문의에게 자신의 상태를 점검하는 것은 필수사항이니 유의하도록 합니다.

암 치료 집중 요법

과일이나 야채즙과 같은 자연식, 명상, 운동 등과 병행하는 것이 중요하며 다음과 같은 방법으로 합니다.

① 자신의 오줌을 전부, 혹은 많은 양을 마신다.
② 4일간 보관한 오줌을 이용하여 몸 전체를 마사지한다.
③ 오줌을 수건에 적셔서 암이 있는 부위에 올려놓고 그 위에 찜질팩을 덮어서 찜질을 반복한다.
④ 오줌 관장을 한다.

칵테일 요료법

요구르트나 커피, 주스 등을 섞어서 마시거나 같이 마시는 방식으로 냄새나 역겨움을 이겨내기 위해 사용합니다. 초기는 이 방법도 사용할 수 있습니다만 적응이 되면 방금 받은 자신의 오줌만 마시도록 합니다.

동뇨(童尿) 마시기

인도의 나이 많은 요가 지도자들이 흔히 권하는 방법입니다. 우리나라에서도 어린아이의 오줌을 약으로 사용했고, 양귀비도 동뇨를 사용했다는 기록이 있습니다.

기타 응용

양치질, 씻기, 가글링 등으로 활용할 수 있습니다.

요료법의 효과

요료법의 효과로 널리 알려진 것은 다음과 같습니다.

- 상처가 빨리 나음(예를 들어서 혀를 깨물어서 상처가 나면 보통 사람들이 15일까지도 고생하지만 하루나 이틀이면 치유가 됨)
- 우울증이 좋아짐
- 피부가 깨끗해짐
- 순간적인 파워가 나옴(건강한 사람이 요료법을 하면 활력이 넘치고 정력에 좋음)
- 발바닥과 손바닥의 굳은살이 없어지고 부드러워짐
- 밥맛이 좋아지고 소화력이 좋아짐
- 피로감이 사라짐
- 변비가 빨리 해소됨
- 다이어트에 좋음

요료법의 적용질환

대개 모든 질환이 오줌으로 완치되거나 큰 도움을 얻을 수 있다고 합니다. 열거하면 다음과 같습니다.

- 건강 유지
- 전염성 질환 예방
- 가벼운 질환 : 감기, 기침, 소화불량, 구취
- 급성 질환 : 열병, 위장염, 두통, 복통
- 만성 질환 : 암, 결핵, 천식, 위궤양, 심장병, 신장병, 당뇨병, 피부병
- 기타 : 안질환, 이비인후 질환, 구강 질환, 치과 질환, 치질, 여성 생식기 질환

◆ 주의사항

다른 약제와 병용할 경우 대개는 오줌으로 배설될 때 약의 기능이 사라진 상태여서 괜찮으나 고혈압의 경우 마시는 양을 50ml 정도로 줄이는 것이 좋으며, 혈압의 높고 낮음에 따라 조절합니다. 다른 질병에서도 갑자기 약을 끊지 말고 요료법을 하면서 서서히 약을 줄이다가 끊는 것이 좋습니다.

요의 맛을 좋게 하는 방법

요의 맛은 섭취하는 음식에 따라서 변합니다. 사람들이 대체적으로 이야기하는 요의 맛은 약간 쓴맛이 나기도 하고, 약간 짜기도 하고, 달짝지근하기도 하고, 어떤 때는 이 세 가지 맛이 섞여 나기도 합니다. 하지만 어떤 때는 아주 투명하고 맑으며, 어떤 맛도 거의 나지 않을 때가 있습니다. 달달한 음식을 많이 먹으면 요에서는 단맛이 나고 짠 음식을 많이 먹으면 요에서는 짠맛이 납니다. 요를 계속해서 마시면 요가 점점 맑아진다는 것을 눈으로 확인할 수 있습니다.

음식에 들어 있는 성분은 혈액 속으로 들어가고, 간장과 신장에서 걸러집니다. 이러한 과정을 거치는 요는 그 어떤 성분보다 제대로 검사되고 분석된 천연성분입니다. 하지만 요는 사람들이 노폐물이라 생각하지만 위에서 살펴보았듯이 우리가 상상하는 것보다 훨씬 뛰어난 성분이 많습니다. 노폐물이라고 생각하지 말고 우리가 인식하는 것 이상으로 귀한 것임을 이제는 알아야 할 것입니다.

요는 혈액의 생명력이 녹아 있는 대단한 음식이며 음료입니다. 게다가 치료효과가 크며, 청결하고 영양성분도 많이 가지고 있습니다.

우리 몸에 필요한 영양성분을 갖고 있는 요의 맛을 좋게 하기 위해서는 깨끗한 물을 많이 마시도록 합니다. 규칙적인 운동을 하고, 생채식이나 야채 중심으로 식사를 하며, 육류는 줄이고, 술과 담배는 하지 않는 것이 좋습니다.

무엇보다 중요한 것은 자신의 체질을 잘 살펴서 다양한 방법으로 실천하고 연구하여 가장 좋은 요의 맛을 찾으면 됩니다. 또한 과식이나 과음을 한 다음날의 오줌 맛이 다르다는 것을 바로 느낄 수 있기 때문에 건강에 신경을 쏟게 되니 일석이조의 효과를 얻을 수 있습니다.

요료법 역사 – 서양

유럽의 요료법

유럽의 역사를 보면 고대 희랍이나 고대 로마 등에서 오줌을 약으로 이용한 예가 몇 권의 책으로 전해져 내려오고 있습니다. 오줌을 약으로서만이 아니라 다른 곳에 이용한 예를 기술한 것들도 많습니다. 그 예를 소개하겠습니다.

고대 로마에서는 직물세탁과 염색에 오줌을 사용했습니다. 큰길 가운데에 있는 세탁장에서는 세제로 사용할 오줌을 모으기도 했습니다. 도로에 오줌을 모으기 위한 큰 오줌통이 놓여 있었습니다.

작가 수에토니우스에 의하면 로마시대에는 오줌이 아주 중요한 것으로 취급되었기 때문에 황제 베스피안은 공중변소나 오줌통 안에 모인 오줌의 한 방울 한 방울까지 세금을 내게 했다고

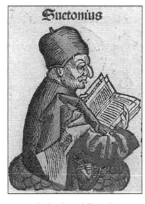

〈 수에토니우스 〉

합니다. 그 때문에 오줌은 상품이 되어 황제는 돈벌이로 이용했습니다. 그러나 오줌을 거래하는 사람들은 요·세(尿稅)가 불공평하다고 항의했다고 합니다.

그 이유는 오래된 오줌은 냄새가 심해서 일하기가 힘들었기 때문입니다. 황제는 그들의 항의를 무시하고 "돈벌이에는 악취가 나지 않는다."라고 답했습니다.

네덜란드의 틸부르크란 마을에는 오줌통 항아리를 들고 있는 남성상(像)이 있습니다. 옛날부터 틸부르크는 가난한 마을이었는데 사람들은 양털로 모직을 짜고 거실에서 손기계로 옷감을 짰습니다.

모직과 옷감은 자기 집에서 사용하는 것 이외에는 팔았기 때문에 모직산업이 발달하고 마을산업으로 되었습니다. 그 후 마을에 작은 공장이 세워졌습니다. 모직물을 정제하기 위하여 오줌이 쓰이고 노동자들은 오줌을 항아리에 담아 공장으로 가지고 가면 돈을 받을 수 있었습니다.

하지만 공장에서도 월요일에는 오줌에 알코올이 많이 함유되어 있기 때문에 받지 않았다고 합니다. 그 당시에도 주말에는 음

42

주가 흔했던 것 같습니다. 틸부르크 마을 사람들은 오줌통 항아리를 들고 있는 남성상을 '항아리와 소변인'이라고 불렀다고 합니다.

고대 갈리아와 브리튼 제도에 살았던 켈트 족의 종교인 드루이드교에서도 오줌을 이용했습니다. 옛 드루이드교의 승려는 종교 의식(義式)을 행하기 위하여 정기적으로 실신 상태에 빠져야 했습니다. 그 때문에 환각증상을 일으키는 '마법의 버섯'을 사용해 왔습니다.

이 버섯에는 환각물질 이외에도 간장(肝臟)을 해치는 독물도 들어 있었습니다. 그래서 나이 많은 승려는 젊은이에게 그 버섯을 먹이고는 그 젊은이의 오줌을 받아 마셨습니다. 젊은 사람의 간장(필터 역할을 하는)을 이용하여 버섯의 독물을 거르게 하고 오줌 안에 들어 있는 환각물질만을 마셨던 것입니다. 이 방법으로 나이 든 승려는 간장을 상하는 일 없이 안전하게 종교 의식을 행할 수가 있었다고 합니다.

18세기에 들어와서는 오줌의 치료효과에 대해 언급한 자료가 많아졌습니다. 예를 들면 파리의 치과의사는 오줌을 아주 훌륭한 가글제라고 예찬했습니다. 또 독일의사는 황달, 수종, 목안의 염증, 눈의 상처, 탈모 등에 오줌이 좋다고 책에 쓰고 있습니다. 19세기에는 미국이나 유럽에서 오줌을 피하주사로 시험하기도 했습니다.

20세기 요료법 역사

1940년대 독일에서는 천연두에 걸린 아이들에게 요관장(尿灌腸)을 하여 그 결과를 책으로 쓴 의사도 있습니다.

1965년 독일 의사는 요료법을 임신 중인 여성의 입덧에도 아주 효과적인 치료법이라고 추천했습니다.

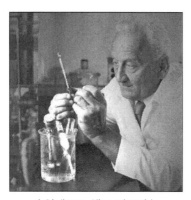

〈 알베르트 센트 죄르지 〉

1960년대 비타민C의 발견자로 노벨상을 수상한 알베르트 센트 죄르지 박사가 요 중의 트리메칠글리옥살이라는 물질을 분리했습니다. 트리메칠글리옥살에 관한 연구를 거듭한 연구자들은 이 물질이 암세포를 파괴

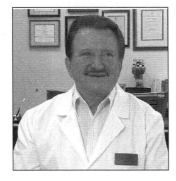
〈 부르진스키 〉

한다는 사실을 증명했습니다.

폴란드의 의사 부르진스키 (Stanislaw Burzynski)는 암 환자에게서 안티네오플라스톤이라는 폴리펩타이드 물질이 결핍되어 있다는 사실을 발견하였습니다. 부르진스키는 연구를 거듭하여 사람의 소변에서 안티네오플라스톤을 추출하여 이를 암 환자에게 투여하여 치료했습니다.

암 치료 효과가 탁월한 안티네오플라스톤을 합성하는 데 성공한 부르진스키는 20년 동안 수천 명의 암 환자들에게 사용하였으며, 그 결과 전립선암과 수술이 불가능한 뇌종양에 효과적이라는 점을 발표했습니다. 특히 안티네오플라스톤은 암세포를 정상세포로 바꾸는 역할을 하기 때문에 정상세포에는 전혀 해를 주지 않는다고 합니다.

W. 폴은 태아가 엄마의 양수에 떠 있을 때 수술을 받게 되면 상처도 잘 낫고 흉터도 거의 남지 않는다고 합니다. 하지만 아기가 탄생한 후에 똑같은 수술을 받을 경우 흉터가 크게 생겨 완전히 없어지지 않는다고 그의 저서 『치유하는 마음』에 쓰고 있습니다.

요료법을 실천하는 사람들은 상처에 오줌을 묻힌 솜이나 헝겊을 붙여 놓으면 상처를 치유하는 데 대단히 효과적이라는 사실을 알고 있습니다.

미국의 한 회사는 대량의 오줌에서 단백질을 모으는 필터를 개발했습니다. 오줌에는 인체 내에서 생산되는 소량의 단백질이 함유되어 있습니다. 성장 호르몬, 인슐린 등 그 대부분은 의학적으로 아주 중요한 성분이며 제약 관련 회사에서는 큰 시장으로 자리매김하고 있습니다.

『자기(自己) 오줌 치료』(1994년)의 저자인 스위스의 하스라 의사는 "요료법의 효과는 오줌에 포함되어 있는 많은 물질에 있다."며 다음과 같이 말하고 있습니다.

"오줌 중에 함유된 물질의 놀라운 다종다양성(多種多樣性)을 보고 있으면 오줌의 효과가 이해됩니다. 오줌에는 생명에 중요한 생명에너지가 함유되어 있습니다. 사람은 누구나 다 체내에 치유요인을 가지고 있으며 그것을 '내부 힐러' (내부 치유자)라고 나는 부릅니다. 체내의 모든 생명체가 건강을 유지하기를 원하고 있습니다. 우리들은 보통 느낄 수 없지만 체내(體內) 의사는 자지 않고 일요일도 휴일도 없이 언제나 그 안에 있습니다."

영국의 여배우인 사라 마일스는 매일 한 컵의 오줌으로 건강과 아름다움을 유지한다고 말했습니다. 본토박이 미국인 중 한 명은 양친과 조부모에게 전수받아 몸과 마음을 정화시키기 위해서 정기적으로 요료법을 하고 있다고 합니다. 집시족이나 에스키모인들은 지금도 오줌을 샴푸로 사용하고 있습니다.

현대 유럽 사람들 사이에도 동상의 치료나 작은 상처의 소독에는 오줌을 사용한다는 것을 알고 있는 사람이 많습니다. 오줌은 물이 귀한 곳에서는 물 대신 사용할 수 있는 좋은 대용품이 되기도 합니다.

수년전 이집트에 지진이 발생했을 때, 카이로에서 3일간 시멘트 벽돌 밑에 깔린 남성은 자기 오줌을 마시고 생존할 수 있었습니다. 또 무너진 탄광 속에서 일주일간 오줌을 마시고 생명을 유지한 남성도 있습니다. 그 남성은 구출되었을 때 건강 상태가 양호했다고 합니다.

사하라 사막에서 길을 잃은 어떤 사람은 벌레를 잡아먹고 자기의 오줌을 마시면서 생명을 유지했습니다. 물이 없거나 음료수로 적합하지 않을 때 오줌을 마시는 것은 현명한 방법입니다. 지진이나 홍수 등 자연재해로 물은 오염될 수 있지만 우리 몸이 만들어서 저장하고 있는 오줌은 언제나 무균상태입니다. 오염된 물은 생명을 위협하는 병의 원인이 되기도 하지만 신선한 오줌을 마시는 것은 위험하지도 않고 갈증도 해소시킵니다.

자신의 오줌은 언제나 어디서나 마실 수가 있으며 질병도 예방합니다.

파피루스에도 요료법이 수록되어 있다

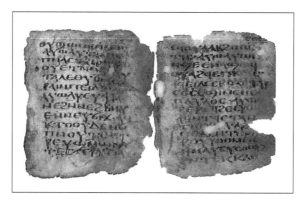

〈 이집트의 파피루스 〉

B.C. 1550년에 기록된 이집트의 파피루스에도 요료법이 수록되어 있습니다. 현재 이 책은 독일의 라이프치히 대학교의 도서관에 비치되어 있는데 길이가 20미터에 달하는 고대 의서입니다. 이 의서 속에는 700여 가지의 질병 치료 처방이 수록되어 있습니다.

요료법 역사 – 동양

힌두족의 전통 요료법

인도에서는 요료법에 관하여 기록한 5,000년 전의 문서가 발견되었습니다. 다마르 탄트라의 문서 일부로 '심바부 칼파 비드히'(젊어지기 위한 음뇨 방법)라고 합니다. 심바부는 '시바신의 물'이란 뜻으로 시바신은 인도의 여러 신들 중에도 가장 높은 신입니다.

시바란 이름은 행운을 의미합니다. 인도의 요료법 실천자 중에는 심바부를 마시는 사람도 있는데 이것은 행운의 물을 마시고 있다는 것을 뜻합니다. 이 문서에는 시바신이 아내인 바비티에게 이야기하는 형식으로 오줌을 어떻게 마시는가가 쓰여 있으며, 최후에 시바신은 아내에게 반드시 비밀을 지키도록 충고하고 있습니다. 그러나 이 문서는 요가를 실천하는 사람들을 위해서 쓰였기 때문에 몇 가지의 소개로만 끝납니다.

시바신이 아내인 바비티에게 요료법이 육체 건강이나 정신 건강에 얼마나 좋은가를 알려 주는 이야기가 구전(口傳)되고 있습니다. 그 이야기는 다음과 같습니다.

시바신과 바비티는 행복한 결혼생활을 하고 있었습니다. 그러나 세월이 지나면서 두 사람 사이에 불화가 생겼습니다. 바비티는 남편인 시바신이 언제나 잘 생기고 건강하고 대단히 활력이 넘쳐 인생을 즐기고 있었기 때문에 질투가 났던 것입니다. 더구나 그는 영원한 생명을 가지고 있었습니다. 바비티가 시바신에게 물었습니다.

"어떻게 그런 것이 가능한가요?"

이렇게 물으면 언제나 시바신은 비밀이라고 대답했습니다. 바비티는 그 대답에 불만이 가득하여 남편에게 압력을 넣기 시작했습니다.

우선 집안일을 제대로 돌보지 않았습니다. 이것이 별효과를 보지 못하게 되자 음식을 태우기도 하고 요리를 엉망으로 만들기도 했습니다. 그래도 효과가 없자 바비티는 과감한 수단을 취했습니다. 남편에게 어떠한 신체적인 접촉도 거절한 것입니다.

사바신과 그의 아내 바비티의 규칙적인 성생활이 모든 생명을 존재케 하고 세계도 우주도 존재케 해 왔던 것입니다.

바비티의 거절 때문에 시바신은 '비밀을 누설할 것인가, 세계를 끝내고 말 것인가' 의 어려운 딜레마에 빠졌습니다.

고민 끝에 시바신은 아내에게 비밀을 말하기로 결심했습니다. 시바신의 영원한 생명의 놀라운 활력의 근원은 자기의 오줌을 마시는 것 외에 아무것도 없다고 말했습니다. 그리고 시바신은 그 비밀을 알게 된 아내에게 경고와 함께 약속을 받습니다.

"이렇게 중요하고 비밀스러운 정보를 다른 사람에게 말하면 안 된다."

또 아매다바드의 아사와레 교수가 해독한 고대 산스크리트의 교의에는 다음과 같이 쓰여 있습니다. 시바신은 아내에게 말합니다.

"내말을 들으라. 요는 위대한 청정수다. 요는 인체의 모든 더러움을 제거한다. 요는 개개인의 몸속에서 계속 생산되는 참으로 훌륭한 감로수(甘露水, 불노불사의 음료)이다."

불교와 도교의 요료법

　　요료법은 불교도나 도교 신자의 전승에서도 찾아볼 수 있습니다. 석가는 아율베타(인도의 전통 의학)에 대해 완전한 지식을 가지고 있었기 때문에 요료법이 좋다는 것을 알았습니다. 요료법은 티베트, 몽골, 중국을 거쳐 불교와 함께 널리 퍼진 것으로 대부분의 라마승(티베트의 승려)들은 요의 도움으로 100세까지 장수할 수 있었습니다. 유명한 에베레스트 등반가 중 한 명인 M. 윌슨은 라마승에게서 요의 이용법을 듣고 원정 시에 요를 마시기도 하고 피부 마사지도 하면서 힘겹고 어려운 등반을 견딜 수 있었습니다. 지금도 티베트의 의사들 중에는 환자의 오줌 한 컵을 보고 정확한 진단을 내릴 수가 있다고 합니다.

　　『암치료 12가지 방법』을 펴낸 필리핀의 저자 골데로는 스트란드 박사의 다음 글귀를 인용하고 있습니다.

"하늘에 계신 창조주께서 당신이 이 푸른 지구에 태어날 때 아주 귀중한 생일 선물을 두 가지 주셨는데 그것은 의학공장에서 만든 특제품인 신장 2개입니다. 이 신장은 오직 당신만을 위하여 오줌을 생산하고 있습니다. 당신에게 닥칠지도 모르는 어떤 병에 대해서 오줌 이상의 약은 없습니다. 만일 이 두 개의 특제품을 현명하게 받아들인다면 당신의 몸은 은혜에 충만하게 될 것입니다. 당신이 병이 날 것 같거나 또 병이 났을 때 매일 아침과 저녁에 오줌을 마시도록 하세요. 당신은 언제나 이 음뇨로 모든 병에 대항할 수 있을 것입니다."

불교의 불학 대사전을 비롯한 여러 종교의 경전에 오줌을 복용하라는 구절이 들어 있고 조선한방서, 본초강목 등에 오줌을 치료제로 기록하고 있습니다. 특히 불교 경전에는 '스님이 병이 나면 오래된 오줌을 이용하라.'고 기록되어 있습니다. 아침 첫 오줌을 받아 모아두었다가 3년 후, 5년 후에 사용하라는 것입니다.

인천광역시 주안동에 있는 용화사의 송담 큰스님은 1991년 신년법회에서 "부처님께서는 출가하여 도를 닦는 제자들에게 다음과 같은 네 가지 수행법도를 가르쳤으며, 그 중 승려가 병이 나면 오줌을 먹도록 「요의경」에 분명히 쓰여 있으니 진정한 불자라면 당장 오줌건강법을 실천하라"고 설법하셨다고 합니다.

신화통신의 보도, 중국 내 요료법 실시자는 3백만 명에 이른다

신화통신은 1931년에 중국에서 창간되었으며 29개 지방채 널과 1백여 곳의 해외지사를 갖고 있습니다. 8개 국어로 번 역되는 매체인 신화통신사의 2013년의 보도에 따르면 중 국 내에서 요료법을 실시하고 있는 사람들의 숫자는 대략 3 백만 명에 이른다고 합니다.

요녕성 심양에서 개최된 요료법 세미나에서 주자학의 창시 자인 주희의 23대손으로 저명한 교육자이자 공학자인 주금 부는 13세 때부터 음뇨하기 시작했다고 밝혔습니다.

"나는 13살부터 오줌을 먹기 시작하여 현재 71세가 되도록 건강하게 살고 있는데 이 모든 것은 나의 선조들이 가르쳐 준 요료법을 실시한 덕분이다."

"회룡탕"이라고 불리는 주가의 조전 갈뇨비방은 700여 년 의 역사를 갖고 있습니다.

제 2 장

요료법의 원리와
오줌의 효과

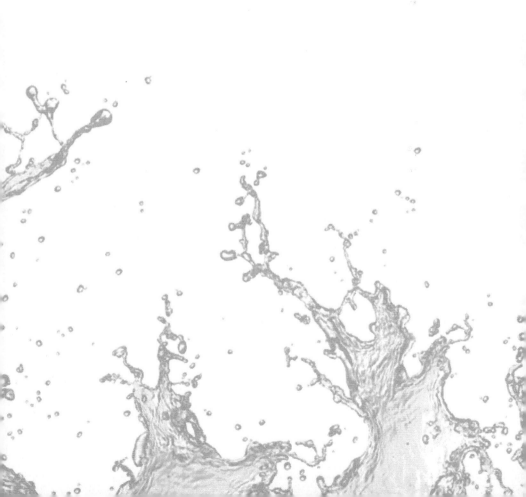

요건강법의 효과와 매력

① 간단하고 자연적이며 자력으로 하는 건강유지 방법이다.

② 요는 살균제이고 해독제이고 강장제이다.

③ 치료비가 전혀 들지 않고 그 효과는 절대적이다.

④ 다른 화학 약제보다 안전하고 잘 듣는다.

⑤ 몸에 활력을 주고 몸의 노화를 억제하고 쇠약해진 몸을 회복시킨다.

⑥ 요는 독이 없고 결코 몸에 해롭지 않다.

⑦ 요는 영양이 풍부하고 소화력이 높고 확실한 변비약이다.

⑧ 요는 몸 구석구석 조직의 건강을 위한 예방약이고 치료약이다.

⑨ 진단을 필요로 하지 않는다.

⑩ 남녀노소를 막론하고 효과는 같다.

(출처 : 「Urine Therapy」)

요료법은 누구나 언제나 어디에서나 실시할 수 있는 치료법이다

　병의 치료에 오줌을 이용한 사실(史實)을 살펴보면 유럽은 지금으로부터 4,000년 전, 그리고 중국에서는 1,500년 전에 실시하였으며 일본에서도 까마꾸라 시대(1192~1333년)에 이미 오줌을 이용하였습니다. 동의보감에도 오줌을 치료 목적으로 사용했다는 기록이 있습니다.

　처음에는 일반 대중의 병을 고치는 요료법과 종교가 일체가 되어 유포되었으나 그 후 다른 종교나 한방 의학 그리고 서양 의학 등이 들어옴에 따라 요료법은 서서히 잊힌 존재가 되어 버렸습니다. 병증에 이용되는 약이 '오줌' 이라는 점에서 요료법은 일반 사람들에게는 쉽게 받아들여지지 않았으며 오히려 배척됨으로써 자취를 감추게 되었다고 할 수 있습니다.

　그러나 예부터 내려 온 이 자연 치료법은 사라진 것이 아니라

면면히 이어져 일본에서는 여러 지방에서 미미하게 전해져 왔었
지만 캐나다, 인디언, 인도, 중국 등 외국 여러 나라에서는 훌륭
한 치료법으로 전수되어 있었으며 게다가 모든 난치병 치료에
효과를 발휘해 왔습니다.

태아는 엄마의 양수 안에서 10개월 동안 양수를 마시고 뱉기
도 합니다. 난치병인 간경변이나 간장암 환자는 본인의 복수를
채취하여 동결시켜서 불순물을 제거한 다음 본인의 정맥 내에
주사하면 그 병에 높은 효과가 있는 것으로 보고되고 있습니다.
또한 식물의 성장을 촉진시키거나 세포를 활성화시키기도 하는
兀(파이)워터라고 불리는 것도 있습니다.

이러한 불가사의한 작용을 지니고 있는 물질은 모두가 인간의
'체내 수분'과 동일하다고 합니다. '오줌'은 체내의 수분임에 틀
림없으며 그것이 병의 치료에 위력을 발휘한다는 것은 당연한
일일 것입니다.

그 근거에 대해서는 계속 연구 단계에 있으며 깊이 있게 연구
한다면 언젠가는 해명되리라 생각합니다. 우리가 지금 요료법을
환자에게, 특히 현대의학으로 거의 효과를 볼 수 없는 난치병 환
자에게 응용해 보려는 것은 그 효과에 기대하는 바가 크기 때문
입니다.

더구나 이 치료법으로 오랫동안 병을 앓아 왔던 환자들이 고
통으로부터 해방되는 실례가 많이 보고되었고, 요료법을 정확하

게 인식하고 꾸준히 인내심을 가지고 실시하지 않으면 효과를 보기도 전에 중단해 버리는 결과를 초래하지는 않을까 우려되기 때문입니다.

생명체의 치료에 있어서 어떤 치료법이라도 100%의 효과를 거둔다는 것은 불가능한 일입니다. 그러나 요료법으로 현재의 난치병 치료율을 근소하지만 향상시킬 수 있다면 그것은 효과가 있는 것으로 보고할 가치가 충분하다고 할 수 있습니다.

요료법의 효과에 대한 근거에 대해서는 추측의 영역을 벗어날 수 없습니다. 하지만 암수술 후에 항암제를 사용하는 것보다 요료법을 실시하는 편이 훨씬 효과가 있음을 체험자가 보고하는 사실에서 본다면 세포의 활성화, 혹은 킬러 T세포(암이나 바이러스 등을 공격하는 세포)의 증식 등에 어떤 영향을 끼칠 것이라는 생각도 듭니다. 이러한 추측에서 본다면 건강한 사람이 요료법을 실시함으로써 현재 가장 두려워하는 암의 발병에 예방적 억제작용이 될 것이라 생각합니다.

현재 사망률이 높으며 우리가 일반적으로 두려워하는 암, 뇌졸중, 심장병 등을 예방하기 위하여 요료법의 연구 규명에 앞서 효과와 성과들을 독자 여러분에게 알리려고 합니다. 병이란 치료보다 예방이 중요합니다. 한번 발병하면 치료를 위해 얼마나 많은 노력이 드는지는 거론할 필요가 없습니다. 즉, 예방이야말로 치료보다 훨씬 중요한 일입니다.

요료법의 안전성에 대해서는 이미 30년 이상을 건강법으로 실시해 온 사람들이나 치료를 위해 자신의 오줌 전부를 마시고 있는 사람들에게 어떠한 이상도 나타나지 않음을 감안한다면 알 수 있습니다. 특히 요료법은 누구나, 언제나, 어디에서나 실시할 수 있는 치료법입니다. 단지 필요한 것은 요료법을 실시하는 용기(이것은 처음에만 필요)와 확고한 신념(이 방법밖에 없다는 굳은 신념)과 나을 때까지 계속하는 '인내'뿐이라 생각됩니다. 많은 분들이 요료법을 제대로 알고 굳은 믿음으로 실시한다면 반드시 좋은 결과를 얻을 수 있을 것입니다.

오줌은 어떻게 만들어지는가

오줌이라고 말하면 우리는 분뇨 또는 대소변의 이미지를 먼저 떠올립니다. 소변과 대변은 배설물임에는 틀림없으나 성질은 다릅니다. 음식물이 입으로 들어가면 항문까지 한 개의 관내를 통하여 즉, 입에서 목, 식도, 위, 십이지장, 소장, 대장, S자상결장, 항문을 통과하여 대변으로 배출됩니다.

그러나 오줌은 전혀 다릅니다. 입으로 들어간 음식물은 관을 통과하여 위에서 소화되고 각종 영양분은 장에서 흡수되며, 흡수된 영양분은 간장에서 필요한 만큼 저장됩니다. 그리하여 이들 영양분은 필요에 따라 혈액으로 들어가 체내를 두루 순환합니다.

혈액은 체내의 이상이 생긴 조직이나 정상인 장기에 산소를 공급하고, 동시에 체내에서 생산된 여러 가지 물질을 모아서 마지막으로 신장을 통과할 때 여과됩니다. 또 혈액 중 대부분의 수분은 신장에서 여과된 후, 다시 혈관으로 돌아가고 일부는 오줌이 되어 수뇨관을 통하여 방광에 저장되었다가 가득 고이면 요의를 일으켜 배출하게 됩니다. 이와 같은 원리에 의해 생성된 오줌을 일반적으로 불필요한 폐기물이라 생각하여 분뇨라고 표현하고 있으며, 오물로 취급하게 되었습니다.

그러나 위에서 말한 것처럼 오줌의 생성과정을 살펴보면 체내를 순환하는 아주 청결한 혈액 그 자체라는 것을 알 수 있습니다. 사람들은 오줌 속에 많은 세균이나 미생물이 있다고 생각하고 있으나 사실은 그렇지 않습니다. 신장에 염증을 일으키는 신우염, 수뇨관의 감염증, 그리고 방광염 환자의 경우를 제외하면 오줌은 아주 깨끗한 물질입니다. 환자인 경우 오줌 속에 세균이 있다고 하더라도, 그 수는 아주 적어서 소화관에 재흡수된다 해도 아무런 독을 끼치지 않는다는 것이 지금까지의 임상실험 결과로 증명되고 있습니다.

우리들이 매일 먹는 것 중에는 무균상태인 것이 거의 없다고 해도 과언이 아닙니다. 어떤 것이나 세균이 조금은 포함되어 있습니다. 대변처럼 오물로 취급받는 오줌은 누명을 쓰고 있는 셈이라 할 수 있습니다.

태아는 양수를 먹고 자란다

일반적으로 오줌이 오물이라 취급받는 것은 유아에서부터 성인에 이르기까지 우리 머릿속에 잠재되어 있는 교육과 습관에서 비롯된 것입니다. 먼저 화장실을 봐도 알 수 있습니다. 지금은 찾아보기 힘들지만, 예전엔 분뇨를 함께 퍼내는 푸세식 화장실이었습니다. 푸세식 화장실은 분뇨를 같이 취급했고 밑으로 배설된 것이 전부 보이기 때문에 누가 봐도 불쾌감을 갖게 합니다. 특히, 여름철이면 정도가 심해집니다. 이 같은 상황이 장기간 지속되면서 우리 뇌에 각인되어 일반적으로 화장실은 불결하다는 것이 고정관념화되었습니다. 그 이유로 대부분의 사람들은 오줌을 더럽다고 생각하게 된 것입니다.

그러나 재래식 화장실도 하수도가 완비되고 수세식으로 변하고부터는 그 불결감에서 차츰 해방되었습니다. 요즘은 TV, 전화기 외에 책까지 비치된 화장실이 등장하고, 휴식을 취하거나 용모를 고치는 파우더룸 등이 설치되어 있습니다. 화장실 문화가 많이 바뀐 요즘에는 청결함이 강조되어 오줌에 대한 나쁜 감정은 적어졌습니다.

한 예를 들어 보겠습니다. 열 달 동안 태내에서 자라는 태아를 생각해 보면 쉽게 요료법을 설명할 수 있습니다. 태아는 엄마의 자궁 내에 있는 양수(羊水)에 둥둥 떠다니며 성장하는데, 이때에 양수를 마시기도 하고 배설하기도 합니다. 양막(羊膜)에서의 분비액이나, 혈관에서의 침투액 등으로 구성되어 순환하고 있는 양수는 오줌 그 자체라 할 수 있습니다. 성분도 오줌과 다르지 않습니다. 그렇게 본다면 인간은 태아일 때부터 오줌의 혜택을 받으면서 성장해 왔다고 할 수 있습니다.

인간의 감각이란 이상해서 일단 체외로 배출된 것은 원상태로 되돌리는 것을 꺼리며, 나아가 불결하다고 생각합니다. 입속의 침도 그렇습니다. 입안에 있을 때는 그대로 삼키면서 일단 밖으로 뱉으면, 다시 먹는다는 것은 어느 누구도 좋아하지 않습니다.

사랑하는 연인끼리 키스를 하면 두 사람의 타액이 혼합되지만 그것을 불결하다고 생각하지는 않습니다. 체내에 있을 때는 실제 눈에 보이지 않는 한 아무런 불결감이 생기지 않는 것이지요. 동물들은 입에서 나온 것도 곧 다시 먹을 때가 많습니다. 짐승은 정신적 혐오감이나 신경적 혐오감이 없기 때문입니다.

고가를 지불한 것은
병에 효험이 있으나
공짜는 효과가 없다?

    사망률이 높은 암에 특효약이라며 영문도 모르는 흙이나 가루를 비싼 가격으로 팔기도 하고 그것을 사서 먹는 사람도 있습니다. 정신적인 감화에 호소하는 상술의 일종으로 신심(信心)이 있으면 효험이 있다고 속이고는 항아리 등을 파는 경우도 있습니다. 이 항아리의 가격은 고가이며, 또한 1개월 약값으로 수백, 수천만 원을 받기도 합니다. 이것을 판매하는 판매원의 말에 의하면 소비자는 그 가격이 곧 효과를 나타내는 것으로 생각하기 때문에 되도록 높은 가격에 팔고 있다고 합니다.

    지푸라기라도 잡는 심정으로 그것을 믿으면 정신적 작용으로 인하여 어느 정도 효과를 볼 수도 있겠으나, 이는 결국 생체의 자연치유력에 의존하는 것에 불과합니다. 그렇게 보면 싼 것에 대해서는 그다지 고마움을 느끼지 않을 것이며 또한, 효과도 기대할 수 없을지 모르겠습니다.

사람을 포함하여 모든 동물과 식물에게 가장 중요한 것은 태양과 공기 그리고 물이란 것은 누구나 잘 알고 있는 사실입니다. 그렇다고 매일매일 태양과 공기(산소) 그리고 물에게 감사하는 사람이 과연 몇이나 될까요? 단 몇 분이라도 공기가 없으면 우리는 생명을 유지할 수 없는데도 고마움을 항상 느끼지 못하고 있기 때문에 아무 생각 없이 폐쇄된 광구나 맨홀에 들어가, 산소 결핍 등으로 생명을 잃는 경우도 있습니다. 또한 이들을 구하러 들어간 사람들조차도 사고가 발생하기도 합니다.

초에 불을 붙여 보는 것만으로도 산소 결핍 여부를 간단히 알 수 있는데 사람들은 소홀하기 쉽습니다. 그 이유는 무엇일까요? 그것은 공기가 공짜이며, 무한하기 때문입니다. 만약 구하기 힘들고, 비용을 지불하고 사용해야 한다면 아무리 고가를 지불한다 해도 결코 싸지 않는 것이 태양과 공기 그리고 물인데, 우리는 왜 이것들을 중요하게 생각하지 않고, 고마워하지 않는 것일까요?

그것은 돈을 지불할 필요가 없는 공짜이기 때문입니다. 병 치료에 비싼 약이 효과도 좋고 빨리 치유된다고 생각하는 것은 마치 건물 규모가 큰 병원이 효과가 더 있다고 생각하는 것과 같습니다. 요료법은 무료이기 때문에 고마울 것도 없고, 효과도 낮을 것이라고 생각한다면, 그것은 바보스런 일이 아닐 수 없습니다.

약과 병원에만 의존하는 것은
환자를 고통스럽게 할 뿐이다

최근 어느 병원, 어떤 환자에게 물어도, 검사나 투약이 많은 것에 대하여 고통과 불만이 적지 않은 것을 알 수 있습니다. 옛날에는 주로 조제한 가루약 한 봉지면 되었습니다. 중요한 약이 다섯 종류이든, 열 종류이든 한 봉지의 약으로 되어 있었습니다.

그러나 요즘은 조제 약품의 하나하나가 정제로 된 것이 많기 때문에 몇 종류만 합제하여도 양이 많아집니다. 더구나 약의 종류도 전보다 늘어나고, 양도 증가해서 약에 대한 의존도가 높아져 갑니다.

검사에 대한 의존도도 높아져 갑니다. 최근 환자들은 참을성이 없고 성미가 급해서인지 회복이 조금 늦다고 생각되면, 의사나 병원을 옮기는 경향이 있습니다. 환자에게 의료비 부담이 적도록 마련된 의료제도 특히, 건강보험제도가 그 원인 중의 하나

이겠으나, 의사나 병원이 바뀔 때마다 초진시와 같은 검사를 중복하기 마련입니다.

분명 혈액 검사를 위시하여 X선, 초음파 등 최신 의료기기의 발달과 더불어, 옛날과는 비교될 수 없을 정도로 정밀도가 높은 검사가 행해지는 것은 사실입니다. 그러나 의료기관 상호간의 정보교환이 잘 되어 있다면, 환자의 검사의 중복이나 빈도도 조절되겠지만, 지금도 여전히 중복 검사가 많은 실정입니다.

모든 의사들이 의식적으로 투약량이나 검사를 늘리는 것은 아니라고 생각하지만, 몇몇 의사들은 보험 청구액을 고려해서 투약량이나 검사를 늘리지는 않는지, 간혹 의심이 드는 것도 사실입니다.

아무리 검사를 해도 검사 결과에 따른 적절한 치료가 행해지지 않는다면, 검사는 무의미합니다. 실제 치료를 하는 '병원이나 의사에게 그만한 능력이 있는가?'라고 물을 때, 다소 의문스러운 것도 사실입니다. 경미한 병이라면 자연치유력에 의존하는 것도 괜찮은 방법 중 하나입니다. 무조건 검사나 투약을 많이 하는 것이 병에 도움이 된다고 생각하는 것은 잘못된 것이며 환자를 고통스럽게 할 뿐입니다.

약의 부작용은
누구의 책임인가?

　지금은 사용하지 않지만 장내 살균약인 키노흘무는 스몽 병의 원인으로 판명되었습니다. 생명을 건질 수 있다면 다소의 부작용은 용인될 수 있다는 의견도 있지만 키노흘무의 경우는 다릅니다. 1920년대 키노흘무는 외부의 소독살포제로 사용되었으며, 내복약으로는 아메바성 이질 등의 치료에 꼭 필요한 묘약이었습니다.

　이 약은 만성장염 및 급성장염에도 사용되었으나, 그에 따른 부작용이나 후유증에 대해서는 들은 바가 없었습니다. 지금처럼 항생물질이 없었던 시대에서는 필요불가결한 약이었던 것만은 틀림없는 사실이었습니다. 그러나 그것이 과잉선전되어 정장제처럼 널리 사용되었으며, 조미료와 함께 식탁에까지 등장하는 등 후유증이 나타나게 되었습니다. 또 근위축증만 해도 덮어 놓고 근육내 주사를 계속한 결과 근육에 이상이 온 증세이며, 이 모두가 무분별한 약 사용 때문이었습니다.

대형 화재의 원인은 작은 불씨에 있습니다. 사용하기에 따라서는 한 마을도 소각해 버릴 수 있는 원인을 제공한다며 제조업자에게 손해배상을 청구하는 비상식적인 사람은 없습니다.

그런데 약물은 다릅니다. 그것을 사용한 의사나, 유통시킨 사람이 아니라면 누가 책임을 질 수 있겠습니까? 약이나 주사의 남용에 따른 피해는 그것을 실행한 사람에게 있습니다. 어떤 것이든 과잉 사용은 해롭습니다. 예를 들어, 쌀밥을 과식하면 해로우며, 인명에 가장 필요한 산소라 할지라도, 과잉 공급은 생명을 앗아가는 결과를 초래합니다. 그리고 그 책임 소재는 과잉 공급자에게 있습니다.

옛날부터 전해져 오는 말에는 진리가 깃들어 있다

옛날부터 계속해서 이어져 내려오는 말에는 진리가 깃들어 있다고 해도 무방합니다. 그 중에는 민간요법으로 존속되어 오는 것도 있으나, 문헌으로 또는 일부 지방에서만 이어져 오는 것도 있습니다. 일시에 타오르다가 곧 사라져 버리는 것에는 대체적으로 무언가 다른 목적을 품고 있는 것이 많습니다.

옛날에 칸모치의 푸른곰팡이는 해열 또는 감기약으로 사용되었습니다. 그래서 푸른곰팡이를 긁어모아 종이에 싸서 보관했던 적도 있습니다. 1920년 이후부터는 민간요법으로 진흙 속에 있는 지렁이를 잡아 햇볕에 말린 후 끓여서 결핵 환자에게 나타나는 미열의 해열제로 마시게 했습니다.

이러한 민간요법들에 의해 제2차 세계대전 후 푸른곰팡이에서 페니실린을 분리해 냈고, 지렁이가 사는 진흙속의 방선상균에서 스트렙토마이신을 분리해 냈으며, 이러한 발견은 노벨상의 대상이 되기도 하였습니다. 또한 약은 사망률이 높은 폐렴이나 결핵의 박멸에 큰 효과를 거두었으며, 사람의 평균수명 향상에, 그리고 의료 발전에 크게 공헌했습니다.

민간요법은 의사들이 원해서 하는 것이 아닙니다. 만일 민간요법을 의사에게 물었다면, 아마도 "곰팡이를 마시면 몸에 독이 된다."는 정도로 대답했을 것입니다.

"옛날에 한 교수가 임질균을 배양하고 있었는데, 거기에 곰팡이가 발생하여 임질균이 모두 죽게 되었습니다. 그러자 교수는 담당 수련의에게 몹시 화를 냈다는 이야기가 있습니다. 그 당시, 만약 그들에게 조금의 지혜가 있었더라면 아마도 그들은 페니실린을 발견하여 노벨상을 수상하게 되었을지도 모를 일입니다." 라고 쓴 책을 본 기억이 납니다.

오줌의 효과를
알게 된 경위를 밝힙니다

일본의 나까오 료이치 원장은 의사이면서 료료법을 전파했습니다. 나까오 원장은 료료법과 관련하여 많은 강연을 했습니다. 다음은 나까오 원장이 료료법을 연구하게 된 경위를 설명하는 글입니다.

나는 효과나 치료 실적에 대해서는 다음에 기재되어 있는 대로이며, 솔직히 말해서 나는 요(오줌)의 역사를 공부하거나, 외국의 여러 실례를 알아 그것을 체계적으로 연구하고 실험한 것이 아니라, 처음에는 누군가에 의해서 옛날부터 전해져 오는 "자기 병에는 자기 요가 제일이다."라는 말을 들었던 것뿐입니다.

1933년, 나는 의사로서 병원에서 연수를 마친 후 1937년

여름쯤부터 야마나시켄의 농촌 지역에서 내과 개업의로 밤낮없이 진료에 매진하고 있었습니다. 당시는 지금과 달리 의사의 수도 적었고, 전문 분야도 세분화되어 있지 않았기 때문에, 내과라고 해도 비뇨기과, 소아과, 그 외 여러 가지 질병을 가진 환자를 진찰해야만 했습니다. 지금처럼 항생제가 개발되지 않은 상황이었습니다.

어느 날 서른 살 정도로 보이는 청년이 우리 병원으로 찾아왔습니다. 이 청년은 임질 치료를 받기 위하여 야마나시켄 도립병원 비뇨기과에 입원하여 한 달간 치료를 받고 퇴원은 했으나, 배뇨 시 통증을 심하게 느꼈습니다. 청년은 통증을 줄이기 위하여 마약을 먹고 있었습니다. 그 당시는 마약 통제가 없었던 시기였으므로, 청년은 마약중독 환자가 되어 있었습니다.

청년이 병원에 찾아왔을 때, 옛날부터 전해져 오던 말이 문득 생각났습니다. 나는 이 환자에게 "옛날부터 자기 오줌을 마시면 어떤 난치병이라도 치유된다고 했는데, 나는 아직 시험해 본 적이 없으나 당신이 그토록 고통스럽다면 한번 해 보는 것이 어떻겠소?"라고 물었습니다. 그러자 환자는 눈을 반짝이면서 "제가 겪는 고통이 사라진다면 오줌을 마시는 것쯤은 문제가 아닙니다."라고 하면서 그 자리에서 한 컵의 오줌을 마셨습니다. 청년의 오줌은 임질환자의 것이어서 그 속에는 임사(淋絲)가 많이 함유되어 있었습니다.

청년은 그 후로 병원에 한동안 오지 않았습니다. 몇 개월 후 감기로 내원한 적이 있었는데 오줌을 마신 후 배뇨 시 통증이 사라졌다고 말해 주었습니다.

의학은 만능이 아니며
과학도 자연의 힘에는 무력하다

식물을 포함한 생물들의 생사과정을 적절히 표현하는 데는 '신비롭다' '경이롭다'라는 말을 사용합니다. 대우주의 운행을 비롯하여 인간의 성장, 식물의 증식, 계절에 따라 꽃이 피고 지는 것 등 자연의 법칙을 역행할 수는 없습니다. 예를 들면 식물은 바이오테크닉(세포융합 등의 기술을 사용해서 품종을 개량하는 것)으로 어느 정도는 방향 전환을 시킬 수 있겠지만 그것은 어디까지나 한계가 있으며, 하루아침에 꽃을 피게 하고 열매를 맺게 하는 것은 불가능합니다.

인체에도 일정한 리듬이 있어서 그 리듬이 정상적일 때는 건강한 몸을 유지할 수 있으나 리듬이 깨어져 병적인 상태가 되었을 경우에는 정상궤도로 돌아오는 데는 일정한 시간을 필요로 합니다. 이 과정을 일반적으로 '병'이라 표현하기도 하고 병이 나았다고 말하기도 합니다.

인간은 육체뿐 아니라 정신적 요소가 작용하기 때문에 더욱더 복잡해집니다. 천체의 운행을 사람의 힘으로(인간의 능력으로) 바꾸어 보려고 시도하는 사람은 아마 없을 것입니다. 왜냐하면 그것이 불가능하다는 사실을 너무나도 잘 알고 있기 때문입니다.

우리는 생물에 대하여 착각하고 있습니다. 리듬이 깨어진 생물의 상태, 다시 말해서 발병한 상태를 사람의 힘으로 정상화시키려고 시도하여 정상화되었다면 이것을 의료 또는 치료라고 할 수 있지만, 우리 인간이 치유되었다고 생각하는 것도 인체의 '자연치유력'이 없다면 불가능한 것입니다. 그럼에도 불구하고 우리는 투약과 의술의 힘만으로 치료가 되었다고 오해하고 있습니다. 생물에 관한한 과학과 화학의 힘은 자연의 힘에 비해 어디까지나 보조 역할에 불과합니다. 우주를 탐험하는 과학의 힘도 생물의 자연의 힘에는 무력한 것입니다.

의료는 자연회복력을
도와줄 뿐이다

인류가 개발한 과학기술의 눈부신 발전으로 우주정거장에서 실험을 하는 과학자들의 건강관리가 원격장치로 가능합니다. 나아가 무인우주선이 화성의 탐사 목적지 부근의 오차범위 내에 착륙하기에 이르렀습니다.

5mm의 각 기판에 수만 개의 진공관에 해당하는 반도체를 심어서 만든 전자계산기도 처음에는 거대한 건물 크기였는데 이제는 초소형으로 만들어지고 있습니다. 우리가 늘 사용하고 있는 작고 얇은 각종 카드, 휴대폰 등으로 생활이 크게 개선되었고 몇 년 분량의 신문이 아주 작은 칩에 보관되는 기술도 개발되었습니다.

이처럼 과학이 눈부시게 발달했음에도 물속에 살고 있는 뱀장어가 만들어 내는 지방분은 한 방울도 만들 수가 없습니다. 생물의 기능들이 어떻게 작용하는가를 대략 알고 있는 학문이 의학과 생물학이라 할 수 있습니다. 소나 말, 어류에게 먹이를 주지 않으면 우유도 기름도 고기도 얻을 수 없습니다. 인간의 힘으로 손상된 생체의 기능을 회복시킬 능력이 있다고 한다면, 그 생체의 작용을 재현시킬 수 있어야만 비로소 큰소리를 칠 수 있으나, 생체 조직의 해명에는 아직 미미한 것이 현실입니다.

만일 의학과 의료가 병의 회복력을 발휘할 수 있다고 한다면 위에서 말한 작용을 재현시키는 것을 과학적으로 정확하게 증명할 수 있어야 하는데, 그것은 불가능한 일입니다. 그러므로 현재 의료는 자연회복력을 도와주는 것 이외에는 아무것도 아니라고 할 수 있습니다. 의학으로 100% 가능한 것은 생명을 끊는 일뿐입니다. 그것은 세균을 포함한 모든 생명체에 공통적인 것이며, 생명체에 회복력을 부여하는 것은 100% 기대할 수 없습니다.

진실이 어디에 있는지
불분명한 것들이 많다

사람은 눈으로 확인할 수 있고 몸으로 느낄 수 있는 것에 대해서는 비교적 쉽게 이해하고 또 신뢰감을 가지고 있으나 그렇지 않는 것에 대해서는 잘 이해하지 못하는 경향이 있습니다. 주위에서 일어나는 여러 가지 현상도 우발적인 이유에 결부시키는 일이 많습니다.

예를 들면 인체의 리드미컬한 현상, 즉 맥박, 호흡, 여성의 생리 등에 대해서 맥박은 1분간에 72, 호흡은 1분간에 18, 생리는 28일에 한 번(기본적 주기) 등은 직접 체험으로 그 사실을 납득할 수 있습니다. 그러나 체력은 23일, 감정은 28일, 지성은 33일의 주기로 고저의 리듬이 있다는 등의, 우리 눈에 보이지 않는 인체의 '바이오리듬'은 호흡이나 맥박의 리듬과 같이 측정할 수 없으므로 일반적으로 이해하거나 납득하기가 어렵습니다.

천체의 운행에 있어서는 정확한 계산 아래 일식과 월식을 미리 알 수도 있고, 약 76년을 주기로 하는 핼리 혜성도 눈으로 확인할 수 있기 때문에 무조건 납득할 수 있습니다.

그런데 진실이 어디에 있는지 불분명한 것들에 대해서 예언가나 초능력자들이 해설하면 무조건 믿고 의지하려는 사람이 많습니다. 그것은 어디까지나 어떤 것이 진실인지 모르기 때문일 것입니다.

예를 들면 한 무당은 죽은 귀신과 대화를 한다고 합니다. 무당이 사자와 대화를 할 정도의 능력을 갖고 있다면, 미해결범죄가 왜 존재하겠습니까? 지금껏 무당이 죽은 사람을 대신하여 진범을 지적하였다는 말은 들어 본 적이 없습니다. 그러나 이상하게도 그들이 말하는 것을 전적으로 신뢰하는 사람이 많습니다.

약은 치료를 돕는
보조 수단에 불과하다

인체의 내장 중 여러 기관의 기능장애나 조직의 손상 등은 눈으로 확인할 수 없습니다. 이 같은 병의 상태를 정상화하는 기능에 대해서도 눈으로 구체적으로 볼 수는 없습니다. 그러나 외부에 나타난 부분, 예를 들면 외상이나 피부병, 또는 육안으로 볼 수 있는 부분의 장애에 대해서는 병이 정상화되는 장면을 더러는 볼 수도 있습니다. 그러나 그 어떤 것이든 약물은 보조적인 수단에 불과하고 치유는 자연의 혜택으로 된다는 것을 알 수 있습니다.

다음은 약의 역할입니다.

첫째, 미생물에 의하여 만들어진 항생물질의 세균 발육 억제 작용

둘째, 고통을 경감시키기 위한 약물의 진정작용

셋째, 영양이나 비타민류의 보급

넷째, 호르몬제

다섯째, 마약 등의 진정제

이상과 같은 약을 적당히 사용함으로써 환자의 병원(病源)을 소멸시키거나, 고통을 경감시킴으로써 생체의 자연치유력을 높여줄 수 있습니다. 그런데 자연치유력은 간과해 버리고 투여한 약에 의해서 병이 치유되었다고 잘못 생각하는 경우가 많습니다.

여러 가지 예를 통하여 알 수 있듯이 육안으로는 병의 치유경과를 대부분 확인할 수 없으므로 자연치유력은 생각하지 않게 되며, 약에만 의존하게 되어 모두가 약의 힘이라고 오해하게 됩니다. 그리하여 약으로 인한 부작용이 서서히 나타나 병이 더욱 악화되며 그 원인마저 포착하기 힘든 경우가 많습니다.

오래 전부터 난치병이었던 류머티즘 관절염을 포함하여 여러 가지 병에 대한 치료는 다소 발전이 있다 하더라도 예전이나 지금이나 근본적으로는 차이가 거의 없습니다. 병 치유는 세균 침입을 박멸하는 것, 이물질이나 장애물을 매스로 제거하는 것, 비타민이나 그 외 영양분을 공급함으로써 세포를 활성화시키는 것, 호르몬제로 생체의 부족한 것을 보급하는 것, 고통을 제거하기 위한 요법을 실시하는 것 등이 있으며, 최종적으로는 세포의 자연치유력을 증강시키는 것에 의존할 수밖에 없습니다.

근본적으로 병의 치유는 큰 변혁 없이 베일에 싸여 있습니다. 그래서 약품이 병 치료의 유일한 수단이라고 생각하게 된 듯하나 그것은 앞서 말한 바와 같이 일종의 기만적인 것에 불과하다고 생각해도 좋을 것입니다.

외상을 치료하는 과정에서 그 상태를 보면 알 수 있겠지만, 진단 기술의 눈부신 진보에 비해 어디까지나 병은 자연의 힘으로 치유되는 것이며, 약은 보조 수단에 불과합니다.

생물의 생명력에는
한계가 있다

과학의 힘은 우주에까지 미치게 되었고 인공위성은 전 세계를 영상으로 연결시켜 주고 있습니다. 그러나 과학의 세계와 생명의 세계 사이에는 두터운 벽이 있어 아직도 과학의 힘이 미치지 못하는 부분이 많습니다.

병이란 생물이 정상이 아닌 상태, 즉 이상이 발생했을 때를 말합니다. 그것을 기계적 장애로 인한 이상상태와 조직적인 이상상태로 나눌 수 있습니다. 전자는 골절이나 이물질에 의한 장해로서 원인을 제거하면 정상기능을 회복하게 됩니다. 그러나 후자의 조직적 이상에 대해서는 이 역시 정상이 되기 위하여 여러 가지 약을 사용하지만, 회복 방법은 전자와는 다릅니다. 자연의 힘과 조직 스스로의 활성화에 의하여 복원되며, 치료요법은 자연치유력을 높여 하루라도 빨리 원상태로 돌아가게 해 주는 방법, 즉 병 회복의 뒷바라지 역할을 해 주는 데 불과합니다.

등산할 때 자신의 보행능력으로 오르는 경우도 있고, 다리 힘이 약해서 뒤에서 밀어주어 오르는 경우도 있으나 스스로 걸을 수 없다면, 등산은 단념해야 합니다. 병에 비유하면 이처럼 스스로 걸을 수 있는 힘이 자연치유력에 해당하며, 뒤에서 미는 것이 의료에 해당됩니다.

생물의 생명력에는 한계가 있으며, 누구나 죽음을 맞이하게 됩니다. 과학이 아무리 발달하더라도 생명을 연장시키는 데는 한계가 있습니다.

인체에는
자연치유력이 있다

생물과 무생물, 유기물과 무기물의 차이는 생명이 있느냐 없느냐 차이입니다. 이를 쉽게 설명하기 위해 방금 자동차 사고로 차가 파손되고 승차했던 사람이 외상을 입었다고 가정합니다. 파손된 차를 방치해 두면 원상태로 회복되지 않지만 승객의 외상은 상처를 보호하기 위하여 붕대만 감아 주어도 빠른 시일 내에 회복하게 됩니다. 생물에는 자연치유력이라는 자신을 지키는 자위수단이 있기 때문입니다.

만약 중상인 경우라면 차는 파손된 부품을 교체함으로써 본래 상태로 회복시킬 수 있지만, 인체는 장기이식을 한다 해도 약간의 연명효과를 기대할 수 있을 뿐 본래의 상태와는 비교도 안 될 것입니다. 따라서 장기이식 등은 극소수의 사람에게만 해당되는 것으로, 쉽지 않다는 것을 누구나 알고 있습니다.

앞에서 이야기한 인체 자체의 복원기능을 북돋아 원인제거 즉 '항생제에 의한 세균대책' '호르몬, 비타민 기타 영양분 부족분을 위한 보급대책' '수술에 의한 원인 제거' 등 기타 생체의 자연치유력을 높이는 방법에 대하여는 앞으로 중점적으로 연구해 볼 가치가 있습니다.

자연치유력은
생체방위 기능 활성화를
훈련시킨다

'열이 난다, 설사를 한다, 기침이 난다, 배가 아프다.' 이런 증상이 나타나면 대부분의 사람들은 열이나 설사를 빨리 멈추게 하고 싶어 합니다. 그러나 배가 아프기 때문에 비로소 그곳에 병원(病源)이 있다는 것을 알 수 있는데, 만일 아프지 않았다면 맹장염의 경우는 때를 놓쳐 복막염으로 진행될 수도 있습니다.

어떤 아이가 고열로 A병원에 입원했으나 열이 내리지 않아 다음날 B병원으로 옮겼습니다. 이틀째도 여전히 열이 내리지 않아, 이번엔 C병원으로 옮겼습니다. 이 같은 예는 흔히 있는 일이며, 우리는 이런 경우를 병원순례자라고 부릅니다. 이 아이는 사흘째에 가서야 열이 내리고 전신에 발진이 생겨, 풍진이라는 사실을 비로소 알게 됩니다.

이런 경우 병 진행 중 무리하게 해열을 시켜서 폐렴 등을 일으키는 것보다는 사흘 동안 충분히 발열시켜 체내에 면역항체가 만들어질 때까지 기다려 줌으로써 두 번 다시 풍진에 걸리지 않도록 준비하는 것이 현명한 일입니다.

풍진은 어린이들이 반드시 거쳐야 할 '생체방위 기능의 활성화'를 훈련시키는 소중한 상태라는 사실을 알아야 합니다. 사람들은 누구나 일생에 한번쯤 병원체, 특히 세균으로 인한 병을 앓게 되는데 앓고 난 뒤에 재발하지 않도록 면역성을 길러 두어야 하는 것이 한두 가지가 아닙니다.

어린이 가운데는 일 년에도 네댓 차례 열이 나며 감기 또는 배탈증세가 나타나기도 하는데, 바이러스로 발병하는 것은 다른 병을 유발하지 않는 한 대부분 생명에는 위험이 없습니다. 또한 어린이의 체내에는 외부의 여러 가지 자극이나 병균으로부터 생명을 보호하는 '생체방위기전'이 서서히 발달되어 간다는 사실이 밝혀졌습니다.

요료법은 죽을 때까지
계속하는 것이다

　요료법을 약물요법으로 생각해서 증상이 좋아지면 중단하고 호전반응으로 다소 증상이 심해지면 악화된 것이 아닌가 하는 생각에서 그만두는 사람이 많습니다. 요료법은 자연치유력을 활성화시키는 것으로 꾸준히 하는 것에 의미가 있습니다. 어떤 상태가 오더라도 당황하지 말고 계속하는 것이 중요합니다.

　인간의 수명은 양초와 같습니다. 기름이 남아 있으면 불은 살아 있지만 충분히 기름이 남아 있는데도 불이 꺼지는 것은 바람이 불어서이거나 그 외 여러 가지 장애 때문입니다. 불 꺼짐을 방지하는 것이 램프의 심지라면 도중에 요료법을 중단하는 실수를 범하지 않도록 해야 합니다. 요료법은 죽을 때까지 계속하는 것에 의미가 있습니다. 그리고 나까오 원장이 강연회에서 강조했듯이 요료법을 계속 실시하면 편안한 임종을 맞이한다고 합니다.

아침 오줌은
멜라토닌이 풍부하다

　미국 뉴캐슬 대학의 교수인 M. 밀스와 T. 파운스는 인도의 요기(힌두교의 요가학파에서 수행자를 일컫는 말)들이 왜 아침 오줌을 중요시 여기는지 궁금했습니다. 인도의 요기들은 아침 오줌을 마시는 것이 명상에 더 많은 안정을 준다고 말할 뿐만 아니라 스스로 뚜렷한 효과를 체험하기 위해서는 한 달 이상의 적응기간이 필요하다고 합니다.

　밀스 교수와 파운스 교수는 인도의 요가 수행자들이 마시는 오줌에 대하여 연구한 결과 하루에 나오는 오줌 중에서 아침 것이 멜라토닌이 풍부한 것을 발견했습니다. 멜라토닌은 어른보다 아이들이 깊은 잠에 빠졌을 때 분비가 많이 되기 때문에 사춘기 전의 아이들 오줌이 더 효과적이라는 것입니다. 정확히 이 멜라토닌이 오줌을 마시면서 인체에 어떤 메커니즘으로 효과를 나타내는지 밝혀진 바는 없습니다만, 명확한 것은 멜라토닌이 바이오리듬에 긍정적인 작용을 하고 진통작용과 숙면에 도움이 된다는 겁니다.

요가는 내분비적 메커니즘을 기초로 하고 있어서, 아침에 일찍 일어나 멜라토닌을 첨가하면 명상이 훨씬 쉬워진다고 합니다. 밀스 교수와 파운스 교수는 이러한 현상을 과학적으로 밝히기 위해 가설에 맞춰 아침이나 낮의 오줌을 마시고, 내분비적 심리적 효과를 측정하는 이중 맹검법으로 실험했다고 합니다.

Miracle
Urine Therapy

제 3 장

요료법(Urine Therapy)의
메커니즘과 과학적 증거

미국의 비영리 교육재단인 라이프 사이언스 연구소를
설립하고 운영한 의사인 오퀸 박사가
『URINE THERAPY
(Selp-healing Through Intrinsic Medicine)』에서 밝힌 내용

요료법의 내용은 주로 약을 사용하지 않고 인간이 본래 지니고 있는 자연치유력을 이
용하는 것을 말한다. 체내에서 만들어지는 풍부한 미네랄염, 호르몬, 기타의 활성물질
이 원료로 된 것은 바로 오줌이다. 병의 주원인은 간단하다. 체내에서 형성되는 물질이
체내에 있을 자리에 가지 못하고 침체해 있으며, 신체가 요구하는 효소가 부족하여 병
과 같은 상태로 되는 것인데 그 필요 효소를 대량으로 함유하고 있는 것이 오줌이라는
것은 과학이 증명하고 있다.

요료법은
인류의 본능으로 실행되었다

　요료법으로 병을 치료한 지 4,000년의 역사가 흘렀습니다.
의학적 연구, 과학적인 약물 그리고 전화기도 없었던 옛날부터
요료법이 실행되었다는 사실은 종족보존의 행위가 동물의 본능
인 것처럼 요료법도 동물의 본능에서 실행된 행위라 할 수 있습
니다.

　감기에서 말기 암에 이르기까지 전 세계적으로 요료법의 효과
가 확인되었음에도 불구하고 지금까지 의학의 정도(正道)에 다다
르지 못한 이유는 무엇이었을까요? 그것은 우리의 잘못된 교육
(오줌은 더럽다는 인식)으로 사회에서 수용되지 못하고 서서히 빛을
잃게 된 것이 원인 중 하나라 생각합니다.

　요료법의 효과에 대한 메커니즘을 살펴보면, 오줌은 인체의
모든 정보가 입력되어 있는 정보원이고, 이러한 신체의 정보를

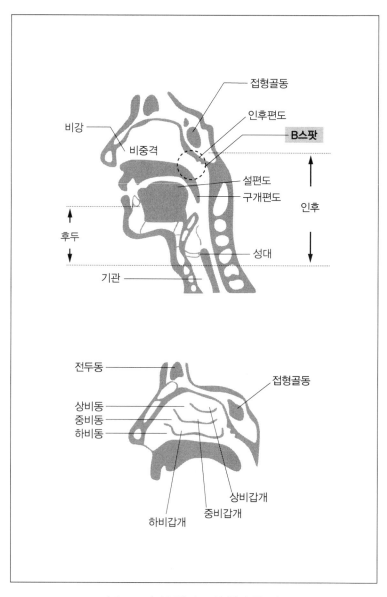

〈 B-spot(비스팟)과 코와 목의 구조 〉

분석하는 기능이 "목젖" 부분에 있다는 것이 여러 가지 실험결과를 통한 추론입니다. 즉, 오줌은 병원(病源)의 "소프트"이며 "목젖"은 분석기능을 가진 "하드"라고 생각하면 됩니다. 그래서 정보가 뇌에 전달되어 그것이 "인터로이킨"이나 "인터페론" 등의 "사이토카인"을 생산하도록 자극하여 자연치유력을 활성화하는 데 도움을 준다고 생각합니다.

현재 세계 각국에서 특히 독일(오줌을 올바르게 인식하는 재교육의 필요성이 논의되고 있음), 프랑스, 영국, 중국, 한국, 미국과 브라질을 위시해서 중남미 국가에서 요료법이 보급되고 있는 사실을 봐도 새삼스럽게 효과에 대해 논할 필요가 없다고 봅니다.

인체구조는 매우 정밀하다

인류는 탄생 초기에 비해서 체형 변화는 있어도 인체기능의 본질은 조금도 변하지 않았습니다. 예를 들어 5감각기관인 시각, 청각, 후각, 미각, 촉각의 기능을 생각해 보면, 오늘날에 이르기까지 특별히 변화된 것이 없습니다. 변화의 필요성을 느낄 수 없을 만큼 본래 완벽하게 만들어졌기 때문입니다.

시각 역할을 하는 눈을 보더라도 천연색, 입체상, 자동조리개, 자동초점, 자동셔터, 눈물의 자동세척클리닝, 눈썹의 자동방진장치, 렌즈의 밝기는 1.0 이상의 기능을 가지고 있습니다. 사진기를 보면 오늘날에 이르기까지 훌륭한 수준으로 기능이 업그레이드됐지만 우리 눈의 능력에 비한다면 비교도 되지 않습니다.

청각에서는 고음, 저음은 물론 미세한 소리의 변화까지 판정할 수 있는 능력을 갖고 있다는 것은 누구나 아는 사실입니다.

후각, 촉각, 미각 등의 판정능력에 대해서도 곰곰이 생각해 보면 놀라운 사실을 발견할 수 있습니다.

특히 미각은 혀에 달고, 짜고, 맵고, 쓰고, 여러 가지 감칠맛까지 판별할 수 있는 미뢰(味蕾)가 있어 전기 검사로도 판별할 수 없는 것도 즉각 판별할 수 있는 능력이 있습니다. 더군다나 입에 넣은 것이 몸에 좋지 않거나 독성이 있다고 판단되면 곧 토해 버리면서 강제적으로 배제시킵니다. 이처럼 우리의 인체는 뇌의 판단을 기다리지 않을 정도로 완벽한 능력을 갖추고 있습니다.

인간의 소프트웨어인 뇌수(腦髓)를 보면 상상 이상의 사고력을 가지고 있으며, 모양, 색, 소리까지 기억하고 그 위에 미세한 전력마저도 필요치 않은 정밀구조가 작동하고 있습니다. 눈으로 보고 귀로 듣고 냄새를 맡고 맛을 보는 것을 종합해서 판정을 내리는 뇌의 활동은 참으로 경이로운 생체의 기능입니다.

오줌은 인체 내의
모든 정보를 갖고 있다

정상적인 방어기능을 가진 인체에 병이 생기면 자동복원기능이 작동하게 됩니다. 자연치유능력을 가진 면역세포가 활동하기 때문입니다.

자연치유능력은 곧 인체기능의 항상성(恒常性)이며 한의학에서 말하는 '기력'입니다. 인체에서 이 능력을 충분히 발휘하려면 어느 곳이 어느 정도 아픈지에 대한 정확한 데이터를 받고 분석하는 기능이 필요합니다.

혈액은 체내를 순환한 후 신장에서 여과되어 원래의 혈액으로 순환을 되풀이합니다. 그럴 때 대사물질(代謝物質)이 배출된 것이 오줌입니다. 따라서 오줌은 체내를 돌면서 아픈 곳을 완전히 파악하고 있는 정보원이며, 신장을 통해 배출되는 오줌은 체내의 부족성분을 혈액에서 찍어내 온 복사판이라 할 수 있습니다.

다시 말해 오줌은 체내의 모든 정보가 입력되어 있는 컴퓨터의 하드웨어와 같은 것으로 그 사람만의 특유의 정보원이며 화학적인 약물과는 전혀 다른 것입니다. 그래서 현대과학이나 의학지식을 동원해도 복잡한 질병이나, 사람마다 다른 수많은 오줌성분의 분석과 병의 판단은 불가능합니다.

반면 우리의 몸에는 병의 정보원인 오줌을 자동분석하는 능력이 있습니다. 인후부 주변이 있는 것으로 추정하고 있으며 이를 뒷받침할 수 있는 요인을 알려드리겠습니다.

첫 번째, 오줌에 함유되어 있는 물질인 '인터페론'을 정맥주사 시에는 평균 1,000만 단위로 하는데 경구투여 시에는 불과 100단위로 해도 효과 면에서는 같습니다. 또한 경구하지 않고 위 속으로 바로 넣을 경우에는 그 효능을 전혀 볼 수 없습니다.

두 번째, 방광암이나 신장암에도 오줌을 입으로 지나가게 하면 회복효능을 볼 수 있지만 체내에 있는 오줌에서는 아무런 영향을 볼 수 없습니다.

세 번째, 오줌을 입안에 머금고 있다가 뱉어도 그 효능이 있습니다.

네 번째, 미국의 요료법에 대한 책에 "단순한 감기에서 말기암에 이르기까지 요료법으로 치료할 수 있을 뿐 아니라 병에 대한 진단도 필요 없게 된다."라고 한 내용이 있습니다.

이처럼 인체에는 오줌을 통하여 자동진단되고 면역력이 증강되는 경이로운 능력이 갖추어져 있습니다.

오줌은 주문 제작된 맞춤형 백신이다

오줌은 면역과의 관계에서 볼 때 백신이라고 말할 수 있습니다. 백신이란 전염병에 대하여 인공적으로 면역을 얻기 위해 쓰는 항원(抗原)을 말합니다. 이것을 접종함으로써 병원체에 대한 면역을 얻으면 병이 예방되고 병에 걸려도 가볍게 낫습니다.

병이 발생하는 이유는 우리 몸에 세균이나 바이러스 등의 이물질이 들어오기 때문입니다. 예를 들면 암세포가 생겼다고 하면 그 세포도 신진대사를 하기 위해 오래 되어 죽은 세포는 혈액으로 운반되어 오줌으로 배출됩니다. 자신의 오줌에 함유된 이런 것들을 다시 먹으면 우리 몸 안에 항체가 만들어져서 면역력이 높아지게 되는 원리가 바로 요료법입니다.

병이 있는 사람이 자신의 오줌을 마셔도 암세포가 이미 죽어버렸거나 극소하게 아주 엷은 것이기 때문에 전이가 된다는 위험성은 없고, 몸의 면역력이 강화되는 이점은 크다고 할 수 있습니다. 이는 암뿐만 아니라 모든 병에 해당됩니다.

우리 몸은 호메오스타시스 상태를 일정하게 유지하려는 구조로 되어 있기 때문에 균형이 깨져서 아픈 곳, 또는 병든 곳을 스스로 낫게 합니다. 이 원리가 바로 자연치유력입니다. 우리가 앓는 모든 병은 다 이와 같아서 인플루엔자의 바이러스 등은 해마다 그 구조가 바뀌어 유행하게 되는 것이지요. 그에 대항하는 백신을 만드는 데는 시간이 많이 소요되는 데 반해 자신의 오줌에는 인플루엔자에 대응하는 항체가 즉시 체내에서 만들어져 함유되어 있습니다.

항체는 바이러스가 우리 몸속에 들어오면 즉시 생기기 때문에 인플루엔자 감기가 걸렸을 경우 즉시 자기 오줌을 마시면 됩니다. 자신의 오줌에는 "자가제"의 항체나 백신이 들어 있기 때문입니다. 특히 오줌은 자기증상에 가장 잘 듣는, 다시 말해서 자가주문형의 백신이기 때문입니다.

호르몬 작용은 몸의 평형을 유지합니다. 오줌에는 여러 가지 다양한 호르몬이 함유되어 있습니다. 생체의 상태를 일정하게 유지하는 호메오스타시스에 관여하는 것도 호르몬입니다.

호르몬은 아주 미량으로 우리 몸의 유지하는 균형을 취하며, 어떤 호르몬이 많아지면 다른 호르몬에 의해서 밸런스를 맞추게 되어 있습니다. 말하자면 혈당치를 안정시키는 인슐린과 아드레날린이 있는데 아드레날린은 혈당치를 높이고 인슐린은 낮추는 상호작용을 하게 되어 있습니다.

몸의 균형이 깨어진 경우는 균형을 맞추기 위해 호르몬이 아주 많이 필요하게 됩니다. 그럴 때 오줌을 마시면 몸에 필요한 호르몬이 몸을 활성화시켜서 부드럽게 균형을 잡아줍니다.

오줌에는 여러 가지 성분이 함유되어 있습니다. 실제 중국의 서태후도 남아의 오줌(동뇨)을 모아서 약으로 만들어 먹었고, 양귀비도 사용했는데 여성의 경우 남성 호르몬을 섭취하면 젊어진다고 알려져 있습니다.

목에는 병 상태를
감지하는 기능이 있다

    동경치과대학 명예교수인 호리구치의 「B-spot의 발견」에 의하면 B-spot(비스팟)은 비공(鼻控)과 목이 이어지는 비인공이라고 불리는 부분을 말하며 인간이 살아 있는 한 공기가 계속 이곳을 통과하고 있어 끊임없이 염증을 일으킨다고 합니다. 이 염증은 우리들을 괴롭히는 두통, 어깨 통증, 현기증, 알러지성 질환, 자율신경실조증 같은 병의 '불씨'이고 류머티즘에서 당뇨병, 교원병, 구내염, 치주염, 위궤양, 백랍병, 심지어 암, 노이로제까지 B-spot이 정상화가 되면 나을 수 있다고 밝혔습니다.

    감기는 만병의 근원이라고 합니다. 감기는 목의 염증에서 시작되어 몸의 모든 진단기능을 상실시켜 자연치유력에 방해를 줍니다. 다시 말해, 목의 염증은 질병초기에 자연치유력이 상실된다는 것을 경고하는 증상입니다. 물론 감기는 전신의 조화가 깨져서 일어나는 증상이며 어떤 곳이든 나빠질 가능성을 지니고 있다는 것을 알려주는 것이라고 해석할 수 있습니다. 목은 몸 전체의 센서입니다.

장세포도 뇌와 같이
생각하는 능력이 있다

　항문 부위의 장세포가 목에 있는 세포와 같이 몸 상태를 판독하는 기능이 있을 것이라는 가설이 있습니다. 그래서 오줌을 마시기 어려워하는 사람들이나 젖먹이 아기, 어린이에게는 항문에다 2~5ml 정도의 소량의 오줌을 주입하기도 합니다. 니이가다 대학의 후지다 교수에 의하면 장에 있는 센서를 자극하면 장에서도 호르몬이 분비된다고 합니다.

　장은 대단한 능력을 갖고 있습니다. 장관이 마비되고 척수가 차단된 상태라도 스스로 그 임무를 해낼 수 있습니다. 이처럼 조직에서 자기 스스로 일을 해내는 작용을 맡고 있는 것을 센서세포라 하며 그 센서가 감지하는 것을 신경세포가 전달합니다. 그 신호를 받은 리셉터는 근육 신경이며 곧바로 뇌의 작용으로 이어집니다.

센서세포의 작용은 가지각색입니다. 예를 들면 단백질이나 지방질이 풍부한 식품이 들어오면 췌장에 명령해서 분해효소를 장내로 끌어옵니다. 술이나 스프가 들어오면 알콜이나 아미노산을 감지해서 위에 지령을 내려 위산을 분비시킵니다. 또 달걀노른자가 들어오면 이를 인식해서 담낭을 움직여 수축운동을 일으키기도 합니다. 음식 안에 독소가 섞여 있을 때 장이 감지를 해서 장벽에 다량의 액체(장액)를 분비해서 독물을 체외로 보냅니다. 바로 '설사' 입니다.

이 같은 구조는 생체의 방어반응으로써 매우 중요합니다. 장을 통해 유해물질을 감지하고 설사로 내보내지 못한다면 우리는 독으로 일찌감치 죽게 됩니다. 이러한 장의 작용기전으로 봤을 때 목과 항문에 오줌의 정보를 감지하는 기능이 있다고 해도 이상할 것이 없습니다.

요료법의 효과를 설명하는
논문「감각기 경로의 발견」

　　멕시코의 사카데카 대학 E. M 브라보 박사는 요료법의 효과를 설명하는 데 중요한「감각기 경로의 발견」이라는 논문을 발표했습니다. 브라보 박사가 연구해 발표한 논문을 요약하면 다음과 같습니다.

　　각 지역에서 전통적으로 전수된 약초에 관한 다양한 정보를 살리기 위하여 여러 가지 약초에 대해서 연구가 행해지고, 또 많은 환자에게 미량요법(微量療法, 아주 적은 분량으로 병을 치료하거나 헤아리는 방법)을 적용했습니다. 그 결과 다른 요법으로는 얻을 수 없는 치료효과를 확인하게 되었습니다.

　　1983년에는 수백 명의 의료관계자들이 미량요법을 실시하였고 그 대상 환자수도 수천 명에 달해 미량요법의 유효성에 관한 정보가 정기 세미나를 통하여 널리 발표되었습니다. 이렇게 많은 사람들이 미량요법을 경험하고 효과를 본 만큼 상세한 작용기전을 설명할 필요성을 느껴 연구에 착수했습니다.

드라·마르튀네스 여사와 협동으로 연구하여 분석한 결과, 미량요법의 작용기전(메커니즘)은 뇌분비계가 작용부위라는 결론에 이르렀습니다. 일반적으로 작용기전은 말초감각기가 작용부위라고 알고 있으나 미량요법인 경우 미량의 약품이 혀의 말초감각기를 자극하여 신경계로를 통해서 시상하부를 거쳐 대뇌피질로 들어갑니다. 거기서 신경을 통하여 치료 작용부위에 전해지게 되는데, 이 경로는 이전까지 알려져 있지 않은 작용기전입니다.

다음과 같은 미량실험으로 위와 같은 결론에 도달한 중요한 예를 들어보겠습니다.

① 감염증의 환자에게 미량의 에리스로마이신(두 방울)을 4~6시간마다 혀에 투여한 결과 동 약품 500mg의 캡슐을 투여한 것과 같거나 그보다 더 좋은 결과가 나타났다.

② 부정맥 및 심부전의 환자에게 심장전문의로부터 '디지털리스'라는 약을 처방받아 이 환자에게 디지털리스를 보통용량이 아닌 미량(두 방울)을 혀 위에 투여했다. 투여

와 동시에 심전도검사를 실시했더니 6~10초 후에 맥박
이 떨어지고 진폭이 상승하고 심전도가 정상화되었으며
5~10초 후에 임상증상이 호전되었다. 많은 환자에게
심전도검사를 실시하였고 모든 환자에 대한 작용, 개시
시간, 임상의 유효성이 증명되었다.

이상과 같은 ①, ②의 증례는 모두 보통 성인들에게 24시간에
투여하는 용량의 10,000~15,000분의 1인 미량을 투여한 것입
니다. 미량요법에 사용된 약품은 현재 인가된 것도 있지만 수천
년의 역사를 지닌 전통적인 약초를 해가 되지 않을 정도의 용량
만 혀에 투여하는 경우도 있습니다. 약품이 미량인데도 불구하
고 작용개시까지의 시간단축, 작용시간, 많은 병에 대한 유효성
등이 작용기전에 상당한 영향을 주는 것으로 드러났습니다.

오줌은
자연치유능력을 키운다

나까오 원장은 70년에 걸친 의료경험에서 요료법을 넘어서는 치료법을 경험한 일이 없다고 말했습니다. 하나의 물질로 치료와 예방을 해내는 것은 오줌을 빼고는 없다는 것입니다. 그런데 체외로 배출된 것이 다시 체내로 들어가 효과가 있다면 마시지 않고 체내에 있는 동안에도 효과를 발휘할 것이라고 생각할 수도 있습니다. 이런 점에서 요료법은 약물이 아닌 것이 확실합니다.

그러면 왜 오줌은 체외로 배출되었다가 다시 마셔야만 효과를 발휘하는 것일까요? 혹시 인체에는 미량으로 배출된 물질을 분석해서 자연치유능력을 발휘하는 작용이 갖춰 있는 것이 아닌지 상상해 볼 수 있을 것입니다.

하야시바라생물화학 연구소의 키모토 박사는 연구를 통하여 신장염에 요료법이 좋은 영향을 줬다고 말합니다. 더욱이 오줌을 만드는 신장이나 방광에 암이 생긴다는 것은 오줌이 약물이 아니라는 것을 말해 줍니다. 또한 마시면서 신장암이나 방광암 등이 소실되는 것은 오줌의 미량물질을 분석하는 기능이 인체에 있으며 거기서 얻은 정보에 따라 자연치유력을 발휘한다고 결론을 내릴 수 있습니다.

병을 치유하는 것은 자연치유능력이지 약물이 아닙니다. 병이 낫는 것은 어디까지나 '자연치유력' 즉 생체 자신의 힘에 의한 것으로 약물은 조력을 해줄 뿐이라는 점을 알아야 합니다. 그래서 약품에 의해 병이 낫는다고 생각하는 것은 착각에 지나지 않습니다. 유기물질인 오줌은 자연치유능력을 증가시키는 것으로 이보다 더 좋은 치료제는 없습니다.

열악한 환경,
전쟁터에서 체험한
귀중한 사실

　　나까오 원장이 요료법 연구를 시작한 것은 1937년부터였지만 대중에게 알린 것은 그로부터 50년이 지난 1988년, 일본 야마나시현 고후시 사회교육센터에서 요료법 강연회를 개최하고 난 이후였습니다. 특히 건강잡지 「소카이」에 기사가 게재된 후 처음으로 사람들에게 알려지게 되었습니다.

　　나까오 원장은 의료계 관계자들에게 요료법에 대하여 먼저 알릴 필요성을 느꼈기 때문에 1985년 8월 31일자 일본 의사신보 제3201호에 아래와 같이 관련된 기사를 실었습니다.

　　…(중략) 제2차 세계대전 중에 미얀마 인파루전에 군의관으로 종군하여 지옥의 버마전선에서 많은 부상병에게 요료법을 실시케 했습니다. 요료법이 어떤 질환에 특별한 효과

가 있었는가에 대한 사실과 영양실조에 걸린 힘없는 부상병들이 아무런 부작용 없이 회복된 사실을 알려드립니다… (중략)

나까오 원장은 이 발표를 함으로써 오줌을 마시는 것은 인체에 어떤 악영향을 주지 않는다는 사실을 알릴 수 있었습니다. 현재 고령의 의과대학 교수들도 시험해 볼 수 없었던 귀중한 '인체실험' 자료를 나까오 원장은 아낌없이 제공해 주었습니다. 나까오 원장의 이런 경험이 없었더라면 요료법이 아무리 오랜 역사를 갖고 있고, 여러 가지 경험을 예시로 들더라도 일반대중에게 권할 수는 없었을 것입니다. 동물실험보다는 인체실험이 모든 면에서 훨씬 뛰어나기 때문입니다.

그 후 나까오 원장은 에이즈에 관한 치료법을 일본 의사신보 3281호에 이어서 '헤르페스와 통풍에 탁월한 효과가 있는 요료법' '류머티즘의 치료는 자기오줌으로' 등을 의학잡지나 의사회보에 게재하여 의사들의 비평과 의견을 듣고자 했습니다. 하지만 이에 대하여 아무런 반대 의견이 없었습니다. 지방의 의사들은 자신의 헤르페스와 류머티즘에 탁월한 효과를 보았다는 실험을 보고할 정도였습니다.

일반인들에게 요료법을 알려도 아무런 부작용이 없다는 확신을 갖고 나까오 원장은 강연회를 개최했습니다. 특히 건강잡지

「소카이」에 10여 년간 요료법을 대대적으로 소개했습니다. 대중들이 오줌을 마시는 것에 대해 아무런 문제가 없다는 기초적인 실험단계를 마친 나까오 원장은 '요료법의 메커니즘'을 밝히기 위해 노력했습니다.

나까오 원장은 요료법의 메커니즘에 대하여 연구를 하면서 오줌이 '체내 정보'의 복사판이라는 가설을 세웁니다. 이미 보고한 '목 부분에 있는 특수한 세포 발견'이라는 연구논문과 더불어 '오줌이 목을 통과함으로써 자연치유력을 증강시킨다'는 추론을 만들어 낸 것입니다. 그리고 주입관을 이용하여 오줌을 직접 위장으로 주입시켜 보았으나 목을 통과했을 때처럼 효과가 나타나지 않는다는 실험결과를 통해 자신의 추론을 증명했습니다.

요료법(Urine Therapy)의
과학적 증거

최근 들어 오줌은 과학자들에 의하여 다양하고 활발하게 연구되고 있습니다. 몸을 구성하는 모든 종류의 세포로 분화할 가능성을 가지고 있는 줄기세포도 오줌에서 추출하는 데 성공했습니다. 일본에서는 오줌 한 방울로 암을 진단하는 방법이 연구를 마치고 저렴한 비용으로 상용화를 목전에 두고 있습니다. 이러한 연구들을 통하여 볼 때 요료법으로 질병을 치유하고 또한 진단도 가능하다는 사실이 증명되었다고 할 수 있습니다.

오줌 성분 분석표에 포함되지는 않았지만 오줌 속에 있는 극소수의 항체들도 질병을 예방하고 우리 몸을 치료해 준다고 연구자들은 말합니다. 요료법의 과학적 증거는 주요한 의학저널에 발표된 다양한 연구논문들과 과학자들의 임상실험 등을 통해서도 확인할 수 있습니다.

오줌은 암증(癌症) 치료제

영국의 내과의사 암스트롱 박사는 암 환자의 치료사례에서 다음과 같이 밝히고 있습니다.

"유방암은 3주 동안 요료법(요단식 포함)을 실시할 경우 치료된다."

현대 요료법의 아버지라 불리는 암스트롱 박사의 요료법 관련 내용은 뒤에서도 설명하고 있습니다. 암스트롱 박사가 요료법 실시 일주일 후면 암괴가 없어진다고 한 것은 화학요법과 방사선요법을 전혀 받지 않은 환자들에게 해당된다고 알려져 있습니다.

오줌 속에는 H-11과 HUD와 Retine과 DHEA hormone과 Anti-neoplaston과 같은 항암제들이 함유되어 있습니다. 또 오줌 속에 함유되어 있는 요산은 항암제임과 동시에 회춘제(回春劑)이며 오줌 속에 함유되어 있는 요소 역시 항암제입니다.

요소(Urea)의 유익점

모든 포유동물과 일부 어류의 단백질 대사 최종 분해산물인 요소는 포유동물의 오줌뿐만 아니라 혈액, 담즙, 림프에도 포함되어 있습니다. 1773년 프랑스의 화학자 마랭 루엘이 요소를 처음으로 오줌에서 분리하는 데 성공했습니다. 요소의 질소는 단백질 형태가 아니지만 반추동물(反芻動物: 우제목에서 특징적으로 나타나는 복잡한 위(胃)와 식성을 가진 동물)들의 중요한 단백질원이 됩니다.

요소는 사람의 단백질 최종 분해산물 중에서 가장 큰 비율을 차지하며, 하루에 25~30g이 체외로 배출됩니다. 최근에 과학자들은 혈중 요소의 레벨과 각종 질병 발생이 밀접한 관계를 갖고 있다고 다양한 실험을 통하여 증명하였으며, 지금도 그 연구는 발전을 거듭하고 있습니다.

대부분 암 환자들의 혈중 요소 레벨은 하강상태에 있으며 기타 질병도 마찬가지입니다. 가장 중요한 것은 혈중 요소의 레벨이 저하되어 있을 경우 암세포의 전이 속도가 빨라짐과 동시에 암에 자주 걸린다고 과학자들이 증명했습니다. 그러므로 암증을 예방해 주고 치료해 주기 위하여 반드시 오줌을 음용해야 합니다. 건강한 사람이 오줌을 음용할 경우 암을 예방해 줌으로 좋고 이미 암증에 걸려 있는 사람들은 암증을 치료해 줌으로 유익합니다.

오줌 속에 함유되어 있는 요소는 노폐물이 아니며 단백질대사의 최종산물도 아닙니다. 요소는 아미노산과 단백질 합성에 사용되는 긴요한 물질이라고 생화학자들이 발표했습니다.

또 오줌 속에 함유되어 있는 요소는 신부전증 환자들에게 중요한 물질입니다. 요소는 하루에 20g 이하의 단백질을 섭취할 경우 제 기능을 발휘합니다. 그러므로 신부전증 환자들이 소량의 단백질을 섭취하면서 오줌을 음용할 경우 병증이 개선된다고 과학자들이 발표했습니다. 왜냐하면 오줌 속에 함유되어 있는 요소는 단백질 합성에 필요한 질소의 내원(來源)이 되기 때문입니다.

그러므로 요료법을 하거나 요단식을 실행할 경우 신부전증 치료에 탁월한 효험이 있습니다. 과학자들의 임상실험 결과 신선한 채소주스 단식을 하여 치유되지 않는 신부전증이 2주일 동안 요단식을 실행하여 치유된 사례들이 나타났습니다.

또 요소는 인공적으로 합성한 이뇨제보다 훨씬 효과가 좋은 천연이뇨제이며 부작용이 없는 것이 특징입니다. 오줌 속에 함유되어 있는 요소는 신장이 약하거나 심장이 약하여 유발되는 부종뿐만 아니라 뇌와 척수의 척수액압으로 인한 부종과 안압으로 인한 녹내장의 치료에도 중요한 물질입니다.

따라서 요소는 뇌종양과 중풍과 뇌막염과 기타 뇌와 척수의 염증 치료에도 중요한 물질입니다. 뇌종양 환자가 수술을 받고 종양을 제거했는데 그 후 3개월이 경과하여 다발성뇌종양이 발생했습니다. 이 환자에게 256ml의 30% 요소를 복용시켰더니 2시간 만에 뇌종양이 제거되었다는 연구논문이 있습니다.

감염성 피부병과 탕상(끓는 물에 덴 상처)과 궤양성종양 등을 비롯한 각종 피부질환에 오줌을 발라주면 탁월한 치료효과가 있습니다. 피부에 궤양성 종양이 있거나 피부가 곪거나 썩어서 발생되는 나쁜 냄새들도 요소가 말끔히 제거시켜줍니다.

요소(Urea) 개척자
다노푸울로스 교수

　　오줌 속에 함유되어 있는 요소를 세계에서 최초로 암증 치료에 사용한 의학박사가 있습니다. 그리스의 아테네에 있는 아테네 대학교 의과대학의 에바겔로스 다노푸울로스(E. V. Danopoulos) 교수입니다. 아테네 대학교는 1837년 그리스의 오톤 국왕에 의해 설립되었으며 서부 지중해 지역에서 가장 오래된 대학입니다. 요소를 세계 최초로 암증 치료에 사용한 그의 논문은 1949년 1월 12일자 「Journal of internal medicine」에 실렸습니다. 이 잡지는 1863년에 스웨덴에서 창간한 저명한 의학 저널입니다.

　　다노푸울로스 교수는 이 논문을 발표하고 나서 교수직을 박탈당했습니다. 또 다른 논문은 요소가 인체 내의 미생물들을 사멸시키는 데 혈중 요소의 레벨이 높으면 높을수록 인체에 해로운 미생물들을 더 많이 사멸시켜 준다고 발표했습니다.

　1979년에는 「Journal of Ophthalmologica」에 "Effects of urea treatment in combination with curettage in extensive periophthalmic [around the eye] malignancies"란 논문을 발표했고, 요소를 사용한 암증(cancer)치료에 관한 논문인 "The effects of urea treatment in combination with curettage in extensive lip cancers"가 1982년 3월호 「the Journal of Surgical Oncology」에 실렸습니다. 다노푸올로스 박사는 28명의 순암(脣癌: lip cancer) 환자들에게 요소요법(urea treatment)을 실시하여 3명이 치유되었다고 보고했습니다.

오줌 속에 함유되어 있는
유익한 성분들

　오줌 속에는 다량의 각종 호르몬과 효소와 비타민과 미량원소들과 기타 진귀한 생화학물질들이 함유되어 있습니다. 몇몇 회사들은 오줌 속에서 유용한 물질들을 추출하여 제품으로 출시하고 있습니다.

　미국의 베아트리체 바넷 박사에 의하면 오줌 속에는 각종 호르몬과 효소와 비타민과 미량원소들과 기타 수천 가지의 생화학적 화합물이 함유되어 있다고 합니다. 몇몇 제약회사들은 오줌 속에 함유된 유용한 물질들을 추출하여 제품으로 출시하고 있습니다. 대표적인 제품으로는 각종 동맥경화 증상을 개선하는 약인 유로키나제가 있습니다.

　신장은 혈액 속에 들어 있는 수많은 생화학물질을 여과하여 조절하는 중요한 기능을 담당하고 있습니다. 만약 어떤 성분이 혈액 속에 과다하게 많거나 부족하면 인체에 해롭기 때문에 신장에서 하루 종일 피를 걸러 농도를 적당하게 조절해 줍니다.

오줌은 우리가 잘못 알고 있는 것처럼 인체에 해로운 물질을 함유하고 있는 노폐물이 아니라 각종 질병을 치료해 주고 예방해 주는 생화학물질의 집합체라 할 수 있습니다.

요료법을 실시하는 사람들이 기억해야 할 중요한 내용을 알려 드리니 반드시 숙지하여 실천하시길 바랍니다. 어떤 호르몬이나 효소가 어느 순간에 인체 내에 과다해지면 신장에서 과잉성분이라 여기고 오줌으로 걸러냅니다. 그런데 그 호르몬과 효소가 한 시간 후에는 인체에 다시 필요한 경우가 많다는 사실입니다.

더욱이 나이를 더해감에 따라 이와 같은 호르몬과 효소의 생산량은 정상 레벨 이하인 경우가 많습니다. 그리고 신장의 기능은 매년 조금씩 경감되어 간다고 과학자들이 발표했습니다. 특히 만성퇴행성질환이 있는 사람들과 노인들은 오줌 속에 함유되어 있는 진귀한 호르몬과 효소들을 재사용해야 하는 이유와 근거가 되니 꼭 명심하여 요료법을 실천하시기 바랍니다.

오줌은 회춘제다

　　종교 지도자들이나 인도의 요가 지도자들은 고대로부터 전해
져 오는 비법에 따라 요료법을 실시하는 경우가 많다고 합니다.
특정 종교 지도자들이 나이보다 젊어 보이는 이유 중 하나는 정
기적으로 오줌을 음용하기 때문일 겁니다.

　　오줌을 음용할 경우 첫째 육안으로 확인할 수 있는 것은 머리
카락과 피부가 동년배들과 다르다는 사실입니다. 고대로부터
세계 각 민족들은 그들의 풍습에 따라 오줌을 질병 치료에 사용
해 왔습니다. 고대 이집트, 로마, 중국, 인도, 아메리카 대륙의
여러 나라들과 유럽의 여러 나라에서 오줌을 질병 치료에 사용
했습니다.

　　오줌 속에 함유되어 있는 송과선(pineal gland)에서 분비되는
멜라토닌은 주야(晝夜) 사이클을 조절해 주는데 주로 밤에 생산되

며 아침 새벽에 배출됩니다. 그런데 최근에 과학자들은 멜라토닌이 암을 치료해 주고 노화를 방지해 준다는 것을 발견했습니다. 미국의 캘리포니아주에서는 멜라토닌이 아스피린보다 더 많이 팔린다고 합니다. 새벽에 배출되는 오줌 속에 멜라토닌이 함유되어 있으니 요료법을 하면 이 모든 것을 천연제품으로 흡수할 수 있습니다.

오줌의 외용적 치료

　탕상(湯傷, 끓는 물에 덴 상처)과 찰과상과 도상과 탈저(脫疽: gangrene)와 건선과 습진과 피부염과 무좀 등 모든 피부질환에 오줌팩이나 요소 팩을 사용할 경우 괄목할 만한 치료효과가 있습니다. 순면으로 만든 헝겊에 오줌을 묻혀서 환부에 덮어준 후 비닐이나 랩으로 덮어서 묶어둡니다.

　오줌은 실온에서 한두 시간이 경과하면 알칼리성 오줌으로 변하게 됩니다. 피부에 사용하는 오줌은 갓 눈 신선한 오줌보다는 몇 시간이나 며칠 지난 묵은 오줌이 질병 치료효과가 더 있습니다.

　요건강법을 세계적으로 널리 알린 선구자인 암스트롱에 의하면 오줌을 넓은 접시에 담아서 햇빛에 몇 시간 놓아두면 오줌 속의 수분이 증발하여 오줌이 농축되기 때문에 치료 효과가 크다고 합니다. 농축된 오줌을 사용하여 얼굴의 검버섯이나 주름살에 문질러 줄 경우 일정한 치료효과가 있습니다.

　암스트롱은 오줌팩을 종양 부위나 병든 기관 부위에 붙여 주거나 오줌으로 매일 2시간씩 마사지를 하라고 환자들에게 권유했습니다. 오줌팩의 단점은 냄새가 난다는 것인데 냄새를 방지하기 위하여 환부에 오줌팩을 올려놓고 랩이나 테이프로 빈틈없이 감싸면 됩니다. 그리고 나서 주사기 속에 오줌을 집어넣어 오줌팩 위에 구멍을 뚫고 주입시키면 오줌팩을 마르지 않게 유지할 수 있습니다.

신장병에 요료법 효과를
증명하는 실험

오줌을 만들어 내는 기관인 신장에 장해가 일어났을 때 요료법 효과가 있는지, 아니면 인체에 오히려 장해를 일으키는지 알아내기 위한 실험이 진행되었습니다.

신장질환의 대표적인 것 중 사구체신염이 있습니다. 실험용 쥐에 사구체신염을 일으켜 신장의 상피세포의 장해나 사구체의 병변이나 단백뇨의 출현(出現)이 있을 때 요료법의 영향을 조사했습니다. 다시 말해 신장에 장해가 있는 경우 오줌을 마시게 하면 이 신장장해에 어떤 영향을 미치는가를 조사하는 실험입니다.

실험방법으로는 실험용 쥐에 신장장해를 일으키기 위하여 사구체의 혈관이 충혈되거나, 울혈이 일어나고 때로는 출혈과 용혈(溶血)에 의해 순환장애를 일으키고, 사구체가 변성(變性)하여 위축되고 소실되어 단백뇨가 나오다가 종국에는 오줌이 나오지 않는 약물을 주사했습니다.

실험용 쥐를 '물만 먹인다, 프로폴리스만 먹인다, 자기 오줌＋물을 먹인다, 자기 오줌+프로폴리스를 먹이는 4개 그룹'으로 나누어 관찰하고, 추가하여 약물 주사와 동시에 요료법을 시작한 것, 주사 30일 전에 요료법을 시작한 것, 신장에 장해가 생긴 뒤에 요료법을 시작한 것으로도 분류하여 관찰하였습니다.

이 실험결과 약물 주사 전부터 요료법을 시작한 그룹은 주사와 동시에 시작한 그룹에 비해서 요단백도, 오줌의 성상(性狀)도, 사구체의 병변도 훨씬 좋은 결과를 얻었습니다.

이 실험으로 알 수 있는 것은 자기 오줌을 마시는 요료법은 신장의 사구체 병변에 효과가 있다는 것입니다. 오줌에는 여러 가지 미량의 활성인자가 포함되어 있기 때문에 원인은 잘 모르겠으나 이 같은 실험이 요료법의 메커니즘 해명에 일조할 것이라 생각합니다.

제 4 장

암에도 효과가 있는
요료법

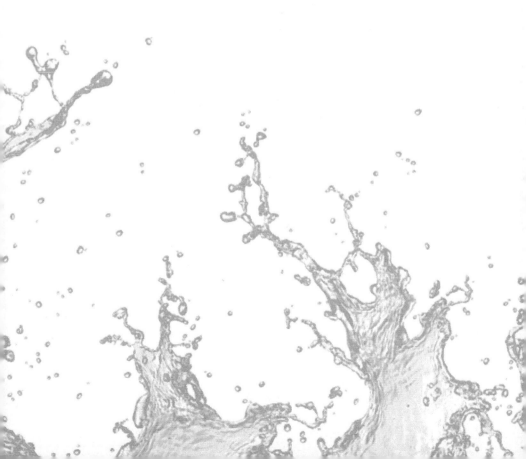

암과 관련된 오줌속의 특수 성분 발견자

- **하버드대학 의학부**
  수면물질인 SUP발견(편안한 숙면 유도, 항체를 활성화시키는 호르몬 촉진)

- **독일 외과전문의 페리 박사**
  칼리그레인 발견(혈관 확장, 말초세포에 영양공급, 혈행 촉진)

- **독일 부테난트 박사**
  성호르몬 발견으로 1993년 노벨화학상 수상(교감, 부교감 신경 자극으로 신경안정)

- **파스퇴르**
  병자의 오줌 속에서 병자가 앓고 있는 항원의 항체 세포 발견(1931년)

- **미국 실험생물학협회**
  암세포를 정상세포로 환원시키는 디렉틴 성분 오줌에서 추출

오줌이란 혈액 그 자체다

요료법이란 병을 치유하기 위하여 자기 오줌을 마시는 것입니다. 오줌으로 병이 낫는다고 한다면 누구나 한번쯤 의문을 가져보는 것도 무리가 아니며, 항간에서 빈축을 사는 것은 당연하다고 생각합니다.

자신의 오줌을 마시는 요료법에 대하여 처음 전해 듣고 받아들이는 사람은 아마 없을 것입니다. 그러나 요료법은 의료에서 치유불가능으로 방치된 난치병 환자를 구하는 유일한 방법이며, 또한 스스로 실시해 본 사람만이 믿고 납득하게 되는 치료법입니다.

아무리 훌륭한 학자라도 실행도 하지 않고 이론적 근거만으로 시비를 할 수는 없습니다. 세간에서 말하는 대로라면, 어느 약인들 효과가 없을 리 없을 것이고 치유되지 않는 병도 없겠지만 실은 그렇지가 않습니다. 이론대로 모든 것이 된다면 원자로와 같이 정밀하게 조립된 것이 사고가 날 리가 없습니다. 미국의 일이나 소련의 체르노빌, 일본 등의 원전사고가 일어난 것을 어떻게 설명할 수가 있겠습니까?

오줌을 마신다고 하면 배설물이므로 더럽다는 선입견이 우선 머리를 스칩니다. 옛날부터 분뇨란 말 그대로 분과 요를 함께 취급하여 왔습니다. 분은 대변으로 입에서 항문까지 일련의 관을 통해 체내를 통과하는 동안 음식의 영양분이 체내에 흡수되고 남은 찌꺼기를 내보내는 일이며 하수도와 같은 것이라 할 수 있습니다.

그런데 요는 어떻습니까? 체내에 흡수된 영양분은 혈액이 되어 혈관을 통하여 체내 각 부분을 순환합니다. 정상인 곳에서 이상이 있는 곳까지 모든 부분을 통과하여 그 정보를 가지고 최종적으로 신장에 이르게 됩니다. 그리하여 그곳에서 여과되어 방광에 모인 것이 오줌입니다. 따라서 오줌은 혈액의 윗물과 같고 혈청과 같습니다. 맛도 또한 혈청과 같습니다. 수혈에 사용하는 혈청이 바로 이것입니다.

요료법의 의학적 근거,
과학에는 거짓이 통하지 않는다

정치가의 말이나 공약에는 거짓이 많다고들 합니다. 표를 얻기 위해서 공약을 남발하고 있기 때문입니다. 물론 처음부터 거짓을 말할 의도는 없었으나 결과적으로 그렇게 되고 맙니다. 정치가에 비한다면 물리학자나 화학자 등 과학자에게는 거짓이 통하지 않습니다. 이론적으로 만들어 낸 현상은 반드시 결과로써 확인할 수 있기 때문입니다.

이론과 결과가 일치하는 물리학이나 화학적 현상의 경우는 가끔 결과에서 이론으로 역으로 증명해 가는 경우도 많습니다. 그것은 '왜 그럴까?' 라는 의문이 출발점이 되기 때문입니다. 극지방에서 볼 수 있는 오로라 현상만 해도 그 굉장한 광경을 보고 추론하여 진실로 접근해 가려는 노력을 통해 이론이 확립되었습니다. 즉, 이론이 생기기 전에 현실이 존재하는 일은 많습니다.

의학의 경우는 어떨까요? 현실이 존재한다 해도 과연 '의학적 근거는 있는 것인가?' 사람의 지식은 한계가 있고, 특히 인체에 관하여, 아니 생물에 관하여도 실은 모르는 것 투성이로 밝혀지지 않은 것이 대부분이라 해도 과언이 아닙니다. 이렇게 볼 때 이해될 수 있는 사항이, 말하자면 의학적 근거라고 할 수 있겠습니다.

암에 대한 것은 고사하고 일반적인 폴립(Polyp, 점막에서 증식하여 혹처럼 돌출한 것을 통틀어 이르는 말)까지도 왜 자라는지 알 수 없는 실정이고, 단지 상상할 뿐입니다. 하물며 난치병 치료의 실마리조차 풀지 못하는 것을 의학적 근거만을 지나치게 내세워 현실 존재를 경시하는 것은 우스운 일이라 하겠습니다.

더구나 대부분의 학자와 연구원들은 현실을 확인하는 것조차 주저하는 것이 오늘날의 현실이며, 일반적인 상식으로 통하기도 합니다. 우선 현상을 인정하고 '왜 그럴까?' 라는 의문을 해결하려는 연구심이 결핍되어 있으면, 과학의 발전은 기대할 수 없습니다. 여기에 소개하는 요료법이 그 대표적인 예라고 하겠습니다. 병이 치유되는 현실을 보면서도 그 근거가 밝혀지지 않았다고 해서, 엄연한 실증까지도 의심을 가진다면 그야말로 학자로서는 불행한 일이라고 말하지 않을 수 없습니다.

오줌은 우수한 의료품이다

의료는 환자의 고통을 덜어 주고 몸과 마음을 다 같이 건강하게 해 주는 것입니다. 미개지에 사는 원주민이나 물질문명의 혜택을 받지 못한 민족은 발병하면 옛날부터 전해 오는 전설이나 습관에 따라 자연 초목 등의 뿌리나 껍질을 이용하여 나름대로의 치료법을 사용하여 왔습니다. 노인들은 그런 방법을 자연스럽게 몸에 익혀, 여러 가지 병에 대한 치료법을 익히 알고 있었던 것입니다.

나까오 원장은 전쟁 시에 버마에 주둔하면서, 아메바성 이질이나 말라리아 등으로 고생하던 많은 병사들을 진찰했었습니다. 당시 약품이라고 할 만한 것은 거의 없었습니다. 장기간 물품 보급이 안 된 전쟁터에서 특효약이 있을 리가 없었습니다. 아메바성 이질에 염산에메틴이란 약을 사용하고 싶어도 구할 도리가 없었던 거지요. 궁여지책으로 그 지방에서 많이 발병하는 병이기 때문에 현지의 노인들에게 물어 보는 것이 좋을 것이라 생각했다고 합니다.

"이런 병에는 어떻게 하면 좋겠습니까?"라고 원주민들에게 물으니 "따라오라"고 말하고는 산으로 올라가 어떤 나무껍질을 벗겨서 "이것을 다려 마시면 좋다"고 가르쳐 주었습니다. 아무것도 구할 수 없는 전쟁터라 구세주를 만난 기분이었다고 했습니다.

병만 낫는다면 일의 진의나 선악을 가릴 것 없이, 즉시 실행에 옮겨야만 하는 전쟁터였습니다. 그런데 놀랍게도 그 병이 치유된 겁니다. 과학적 근거가 없어도 환자를 구하는 데 좋은 것이라면 망설일 필요가 없었고 환자는 회복되었습니다.

당시 염산에메틴과 같은 약은 일본에서 가져오지 않으면 구할 수가 없었고 과학적인 근거가 없다고 하여 그냥 있을 수만은 없는 상황이었습니다. 다만, 실천만이 있을 뿐이었습니다. 여기서 환자가 치유된다는 것이야말로 천금과도 바꿀 수 없는 의료라고 할 수 있지 않을까요? 충분히 연구하여 약효를 밝혀낸 다음 사용한다는 것은 곤란할 때가 많습니다.

이런 상황에선 임기응변식의 처치만이 의료의 본분이라고 할 수 있습니다. 훗날에 남방식물도감을 조사하니, 그 당시 사용했던 나무껍질에 아메바성 이질 박멸에 필요한 유효성분이 함유되어 있다는 것을 발견하게 되었다고 합니다.

민간요법을 경시해서는 안 된다

요즘 세상에는 과학적 근거가 없는 것이라면 가치 없는 것으로 취급해 버리는 경향이 종종 있습니다. 그것도 다소 일 리가 있을지는 모르겠으나, 과학적 근거가 없는 민간요법 중에 자연도태된 것도 있고, 수백 년 동안 계속 실행되고 있는 것도 있습니다. 다시 말해, 자연도태된 것 중에서 살아남아 있는 것을 민간요법이라고 합니다. 민간요법 중에는 실효를 확인할 수 있는 것들이 많습니다.

저는 인간의 지식은 얕은 것이라고 생각하는 사람에 속합니다. 왜냐하면 자연계의 현장에는 미지의 것으로 꽉 차 있기 때문입니다. 인체의 기능에 대해서도 거의 전부라고 할 정도로 모르는 것이 많습니다. 그럼에도 불구하고 흔히 얕은 지식으로 해명되지 않으면 비과학적이라고 속단하여 이를 멸시합니다.

143

그렇다면 과학적인 진수를 집합시켰다는 연구소나 발전소의 건설현장에서 고사를 지내는 것은 무엇 때문일까요? 산모의 순산을 위하여 기도를 하거나, 자녀의 입학을 위해 기도를 올리는 등, 과학 만능시대라고 일컬어지는 현대에 미신 만능적인 행위가 행해지고 있는 것은 정말 이상한 일이 아닐까요? 이것도 종교와 마찬가지로 마음의 평정과 안정을 위하여 어느 정도 역할을 하고 있다고 생각한다면, 그런대로 의미가 있다고 할 수 있습니다.

그러나 얕은 지식으로 해명되지 않으면, 모두 과학적 근거가 없다고 치부해 버리는 것은 인간의 무지를 드러내는 일일 뿐입니다. 알 수 없는 원인이나 이론이 명확하지 않은 현상에 대하여 의문을 갖고 추구하고 연구하는 곳에 발전이 있으며, 때로는 큰 발견을 하게 됩니다.

앞서 말한 내용 중에 전쟁 이전, 일본에서 임질균 배양 중에 곰팡이가 생겨, 그 곰팡이 때문에 임균이 다 죽었을 당시, 수련의를 꾸중하고 임균 배양을 다시 하게끔 했던 사례가 있었는데, 그 당시에 꾸중을 할 것이 아니라 "왜 곰팡이에 의해서 임균이 죽었을까?"라는 의문점을 추구해 보았더라면 그야말로 노벨상감이 되지 않았을까요? 그렇다면 항생물질인 페니실린의 발견자 'OOO'로 역사에 길이 남았을 텐데 어쩌면 요료법도 그런 종류의 것일지도 모를 일입니다.

왜 요료법 실시를 머뭇거리는가?

　요료법의 효과가 뚜렷하게 좋다는 것은 여러 사람들의 체험과 실험으로 실증되었습니다. 또한 우연히, 그리고 특수한 조건에 의한 것이 아니라는 것도 명백해졌습니다. 더구나 그 증세의 대부분은 현대의학으로서는 치료하기 힘든 것이고, 오히려 의료에서 외면당한 환자가 대부분인 것이 특징입니다.

　화학약품으로 심히 오염된 후, 최후의 수단으로 물에 빠진 사람이 지푸라기라도 잡겠다는 심정에 이른 사람이 비로소 결심하고 실행에 옮기는 것이 바로 요료법입니다. 비싼 치료비를 필요로 하는 경우라든가 수많은 검사를 해야 하는 경우, 환자가 돈과 시간이 없고 병원에 동행할 사람이 없는 경우 등의 조건이 겹친다면 유감스럽게도 안심하고 치료할 수가 없을 것입니다. 그런데 요료법에는 그런 조건이 전혀 필요하지 않습니다. 요료법은 언제, 어디서나, 누구나 할 수 있는 데 왜 요료법 실시를 머뭇거리는 걸까요?

인간의 지혜가 지나치기 때문일까요? 요료법이라고 하면 우선 옛날부터 오물시 되어 온 선입감 때문에 마음이 내키지 않을 것입니다. 오줌을 오물시하는 사고가 요료법 실시를 주저하게 하는 것입니다. 그리하여 실시할까 말까 망설임으로 일관해 오다가, 마침내 실행하게 될 때는 이미 늦은 때일 경우가 대부분입니다.

그런가 하면 좋다는 말을 들으면 물어볼 것도 없이 곧바로 실행에 옮기는 사람도 있습니다. 이런 사람은 거의 다 병에서 구제됩니다. 더러는 스스로 실시하면서도 겉으로는 비밀로 하는 사람들도 적지 않습니다. 수치스러운 일도 아닌데, 오줌을 마시고 있다고 사람들의 입에 오르내리는 것이 두려운 탓일 겁니다. 이는 남의 말에 매우 신경을 쓰는 사람에 속합니다. 이와는 반대로 스스로 오줌을 마시고 있다고 공언하는 사람도 있습니다.

이상과 같이 사람의 성격은 각양각색이지만, 이미 막다른 골목에 이르러 '만사가 끝' 이라는 상태에서 비로소 결심하는 사람도 많습니다. 어두워지기 전에 등불을 준비해야 하는 것처럼, 요료법 실시도 병이 너무 심해지기 전에 실시하는 것, 즉 빠르면 빠를수록 좋습니다.

요료법은 여러 가지 병에 특효가 있다

"왜 오줌이 효과가 있을까요?"라는 질문에 나는 효과가 있으므로 효과가 있다고 말하는 것 외에는 할 말이 없습니다. 인도에서는 기원전 2,000년 경, 중국에서는 1,700년 경 전부터 전해 오는 서적이나 전설 등에서도 병 치료에 오줌을 사용했다고 기록되어 있습니다. 또 일본에서도 까마꾸라 시대 '지슈'의 원조인 잇벤 스님이 요료법을 사람들에게 권했다는 기록이 있고, 허준의 동의보감에도 요료법과 관련된 내용이 있습니다.

근대 의학이 발전되고 보급되기 전인 아주 먼 옛날에 요료법은 이미 널리 이용되고 있었던 것입니다. 거기에 서양 의학이 들어오게 되고 그 외 여러 종교가 보급되면서 요료법이 차츰 밀려나게 되었습니다. 그러나 요료법은 오늘날까지 전해져 내려오고 있으며 오랫동안 소멸되지 않고 이어져 왔습니다.

우리가 예전부터 민간요법으로 들어서 알고 있었다는 것으로도 증명이 된 문제이며 대상물이 '오줌'이고 일반적으로 고급품이라고 생각되지 않아서 쉽게 약으로 이용하거나 실험대상으로 사용하려는 사람이 없었던 것뿐입니다. 그리하여 요료법은 묻혀 있는 보물과도 같은 것이라고 할 수 있겠습니다.

요료법의 실시는 말하자면 배수진과 같아서 뒤에서 덮쳐오는 불을 피하다 궁지에 몰려서 죽기로 마음먹고 고층호텔이나 빌딩에서 뛰어내리려는 심정이 필요하리라 생각됩니다. 달리 방법이 없다는, 출구가 없는 막바지에 도달하지 않으면 실시하기 어려운 것이라 할 수 있겠습니다. 그러나 그 막판의 선택이 기적이라는 말로 표현될 정도로 불가사의한 효과를 일으키고 있습니다.

나까오 원장은 이렇게 기적적인 효과를 의학전문지에 보고하였으나 의학적인 연구대상으로 빛을 보지는 못했습니다. 그런데 요료법을 「장쾌」라는 잡지에 소개하자 많은 난치병 환자들이 이에 호응하여 요료법을 실행에 옮기게 되었습니다. 그 이후로 놀라울 정도로 요료법 실시자가 증가하고 있습니다. 게다가 요료법은 해로움이 없다는 것을 알게 되자 일본 전역에서 실시자가 늘었습니다.

더구나 효과는 한 가지 병만이 아니라 여러 가지 병과 합병증에 이르기까지 나타난다는 경과를 자세히 보고하고 있습니다.

결과적으로 요료법은 어떤 특정한 병만이 아니라 여러 가지 병과 합병증에도 특효를 나타내고 있습니다.

합병증이 요료법으로 호전된다

　오줌이 만병에 효과가 있다는 말에 대부분의 의사는 우선 의문을 가지게 될 것입니다. 의문을 갖는다는 것은 당연한 일입니다. 오히려 그렇게 느끼지 않는 의사가 이상할 것입니다. 과학적 사고방식에 철저한 의사들에게 요료법은 마치 종교나 마술과 같은 의식으로 보일 수 있기 때문입니다.

　필리핀에서는 도구를 사용하지 않고 손만으로 상처도 통증도 없이 개복수술을 행한다고 합니다. 이것은 마치 요술처럼, 아니 멋진 마술처럼 느껴집니다. 닭이나 돼지의 내장을 조수가 교묘하게 수술자에게 건네주어 흡사 내장의 나쁜 부분을 도려낸 것처럼 보이게 하는 거짓술수입니다.

　옆에서 보는 사람도 그 수법을 알 수 없을 만큼 멋지게 잘 해내기 때문에 아무도 눈치챌 수 없습니다. 그래서 수술을 받은 사람은 마치 자기 환부를 적출한 것처럼 착각하고 병이 치유된 상태라고 믿게 됩니다. 이처럼 믿도록 하는 것이 곧 그들의 '예기한 바' 이며 심리적 작용을 이용한 마술의 상술입니다.

일본에서도 단체로 그 수술을 받으러 가는 사람들도 있었습니다. 보통사람이라면 이해가 되지만 훌륭한 전문의 즉, 외과의까지도 치료를 위해 필리핀으로 건너가 그 마술에 걸리고자 한다니 정말 놀라운 일이 아닐 수 없습니다.

물론 이것은 여담이겠지만 아무튼 대부분의 난치병 환자가 시달리고 있는 고통은 한 가지 병으로 인한 것이 아니라 예를 들면 대상포진의 환자가 통풍을 같이 앓고 있는 경우가 있습니다. 그런데 대상포진을 치료하기 위하여 요료법을 실시한 결과 통풍도 함께 치유가 되었습니다. 또 요료법이 통풍에 효과가 있으므로 류머티즘 환자에게 권했더니 그 환자가 지니고 있던 피부병도 동시에 치유되는 것입니다. 또한, 갱년기 장애에서 오는 두통이나 견비통도 동시에 치유되었습니다. 이와 같이 일종의 연쇄반응적인 현상이 나타나는 것입니다.

지금까지는 한정된 몇몇 환자를 대상으로 실험한 것이지만 위에서 말한 대중잡지 「장쾌」가 요료법 보급에 크게 이바지했습니다. 한 번에 수십만 명에게 알려진 요료법은 실시하는 사람이 날로 증가하여 결과적으로 여러 가지 병에 대한 치료 결과를 보내주었습니다.

더구나 이 실험은 의사소통이 되지 않는 동물을 대상으로 한 것이 아니라 사람을 대상으로 한 것이기 때문에 반응이나 기분까지도 포착할 수 있는 장점도 있습니다. 요료법은 결코 강요해서 억지로 시킨 것이 아니고 어디까지나 환자 스스로 행한 것이기에 더욱 귀중한 결과를 얻을 수 있었습니다.

요료법은 암치료의 새로운 분야다

암세포(Cancer cells)는 여러 가지 항원을 생산하는 데 오줌 속으로 흘러나옵니다. 인체의 림프계통에서는 암세포가 생산하는 각기 다른 항원에 대응하는 항체를 생산합니다. 자기 오줌을 마시는 요료법은 오줌으로 흘러나온 이 항체들을 마시는 것인데 항체들은 이미 암세포가 생산해 낸 항원들과 싸움을 한 번했던, 잘 훈련된 용사에 비유할 수 있습니다.

림프계통에서 만든 이 항체들은 혈관을 통하여 온 몸을 돌아다니며 암세포들을 공격합니다. 요료법은 수천 년 전부터 동서양에서 질병 치료를 위한 민간요법으로 사용되어 오다가 20세기에 들어서면서 점점 수면으로 드러나 오늘에 이르고 있습니다.

1950년대 중반 그리스의 에바겔로스 다노푸울로스 박사는 오줌 속에 함유되어 있는 요소가 항암 효과가 있다고 발표했습니

153

다. 오줌 속에 들어 있는 요소는 인체 내에 존재하고 있는 암세포들의 생장을 억제시킬 뿐만 아니라 암세포의 신진대사를 방해하므로 암세포들은 결국 오줌 속에 들어 있는 요소에 의하여 죽고 만다고 발표한 것이지요. 박사는 피부암과 간암 환자들에게 환자 자신들의 오줌을 복용시켜 치유했다고 발표했습니다. 또 오줌은 피부암과 자궁경암과 폐암과 유방암과 간암 등을 치료해 준다고 발표했습니다.

대부분의 사람들은 '오줌 속에 독성물질이 들어 있는데 어떻게 질병을 치료할 수 있을까?' 라고 의문을 품습니다. 그런데 오줌은 절대로 독성물질이 들어 있는 노폐물이 아니라는 것이 과학자들에 의하여 증명되었습니다. 오줌은 95%의 물과 2.5%의 요소와 2.5%의 광물질과 소금과 호르몬과 효소를 포함하고 있습니다.

현대 과학자들은 지금으로부터 수십 년 전부터 요료법은 기타 질병 치료법에 비교할 수 없을 만큼 훌륭한 치료 효과를 나타낸다는 것을 인식하고 있었습니다. 이를 뒷받침하듯 세계적인 검색 포털인 구글에서는 150,000여 개의 요료법 관련 글들을 검색할 수 있습니다.

암이나 치매 예방에도
요료법이 좋다

　요료법을 체험한 사람들 중 특히 오랫동안 병에 시달리다가 건강을 되찾은 사람들은 한결같이 강조합니다. "요는 아까워서 버릴 수가 없습니다." "요는 생명의 샘입니다."

　이렇게 입을 모아 진정으로 말하는 사람들에게 있어 오줌은 바로 신의 물이며, 창조주가 인류에게 준 묘약이라고 할 수 있습니다.

　요에는 체력을 강화하고 면역력을 높인다고 알려진 멜라토닌이 풍부하게 들어 있습니다. 멜라토닌은 아침에 처음 누는 요에 가장 많이 함유되어 있다고 합니다. 요는 배변을 원활히 하고 이뇨를 돕는 효과가 있어서 충혈을 풀어줍니다. 목이 안 좋을 때는 요로 가글링하거나 코가 안 좋을 때 요를 코 안에 넣으세요. 요를 마시면 자신이 강해짐을 느끼고 편안한 기분을 갖게 됩니다.

자신의 오줌을 마시는 것은 확실히 생명력을 주는 효과가 있다는 것을 느낄 수 있습니다.

요의 맛은 음식에 따라 변합니다. 어떤 때는 따뜻한 물처럼 맑고 투명해서 아무 맛이 없고, 역겹지 않은 미세한 맛이 있을 뿐입니다. 어떤 때는 확실히 구별되고, 탁하거나 여러 맛이 나기도 합니다. 맥주나 양주를 처음 마실 때도 그 맛을 알기 전까지는 별로 맛이 안 좋았던 경험이 있을 겁니다. 요도 마찬가지입니다.

오줌은 95%의 물과 200여 가지 미세 성분으로 되어 있습니다. 요가 그 안에 담고 있는 기본적인 종류의 물은 마실 수 있는 물 가운데서는 가장 질이 좋은 물이고 그것은 우리 몸에 가장 유익한 종류의 물입니다.

소량의 요를 건강음료로, 여러 가지 병 예방, 체험자들이 알려준 정보와 과학적 연구논문에 의하면 암 예방이나 혈액 응고 예방에 적합하다고 합니다. 또 요료법은 뇌세포 활성화를 촉진시키는 효과가 있어, 치매예방에도 크게 기여합니다.

제 5 장

요료법 실시방법과
호전반응에 대한 궁금증

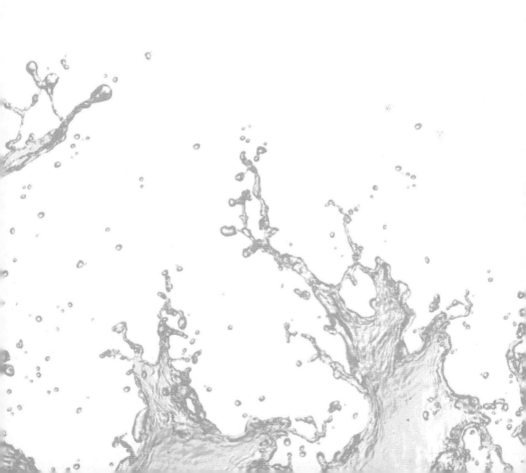

요료법이 암에 미치는 효과의 기간별 통계(일본MCL연구소)

- 1개월 이내 효과(4명)
- 6개월 이내 효과(17명)
- 1년 이내 효과(18명)
- 2년 이상 효과(41명)
- 무응답(8명)
- 효과없다(19명)

- 암 이외에 효과가 있었다고 답한 병증
  - 통증감소, 불면증 해소, 스트레스, 위장장애, 탈모, 변비 등

요료법을 실시하는 방법

　우리는 관습적으로 어릴 적부터 오줌은 더러운 것이라고 교육 받아 왔습니다. "세살 적 버릇 여든까지 간다"라는 속담처럼 어릴 적부터 익혀 온 것은 아무리 나이를 먹어도 잊히지 않습니다. 재래식 화장실에서 연상되는 고정관념이 악영향을 미치는 것입니다.

　더구나 사람들은 일단 체외로 배출된 것은 오물시하는 경향이 있습니다. 신선한 혈액도 외부로 나오면 오물로 취급되는 경향이 있습니다. 의학적으로 오줌은 혈액의 윗물, 즉 혈청과 같은 것이어서, 색깔도 같고, 맛도 같습니다. 오줌이 신장에서 분리될 때까지는 혈액으로서 몸 안을 순환하고 있던 생명의 양식이었습니다. 그러나 일단 여과되는 순간부터 오물로 취급되어 버리는 것입니다.

의학적으로 설명한 바와 같이 요는 깨끗한 것임에 틀림없으므로 더럽다는 생각을 버리고 마실 준비가 되었다면 난치병으로 고생하는 사람들은 바로 실시해도 좋을 것입니다. 어떤 핑계를 대어 마시기를 주저하는 사람은 아직 병이 두렵지 않은 행복한 사람들입니다. 그러나 중요한 것은 요료법은 병이 가벼운 상태에서 실행하는 것이 효과가 더욱 크다는 점입니다.

요료법은 특히, 건강할 때 실행하는 것이 가장 좋습니다. 병에 걸려 건강을 정상으로 되돌리는 것보다는 훨씬 효과적이라는 것은 말할 필요도 없습니다.

처음 누는 요는 약간 흘려버리고 중간 요를 컵에 받아서 입을 크게 벌리고 단숨에 마셔야 합니다. 코로 호흡을 하지 말고 맥주를 마시듯이 단숨에 마시는 것이 가장 좋습니다. 마신 후에도 입으로 숨을 들이쉬는 게 냄새로 인한 거부감을 줄이는 데 좋습니다.

오줌을 마실 때는 '좋은 약을 먹는다'고 생각하면서 자신을 위로하면 더욱 효과를 빨리 볼 수 있을 겁니다. 어떤 면으로는 마음을 치유하고 다스리는 게 상승효과를 내기 때문입니다. '생명을 구하는 물'이라 생각하면 이런 고마운 음료수가 이 세상 어디에 또 있겠습니까?

어느 정도의 양을 몇 번 마시면
효과가 있을까

요료법을 실시하는 사람들이 가장 알고 싶어 하는 것은 '도대체 어느 정도의 양을 하루에 몇 번씩 마시면 좋은가?' 라는 점입니다. 여기에서는 '어느 정도까지 마셔야 해가 없는지' 도 알아둘 필요가 있습니다.

지금까지 요료법을 실시한 사람들의 음뇨량을 조사했더니 자기가 배뇨한 전량, 즉 1,500ml 정도를 매일 마셔도 해롭지 않다는 결과가 확인되었습니다. 물론 건강을 유지하고 예방차원에서 실시하는 사람은 아침에만 마셔도 괜찮습니다.

오줌은 혈액 그 자체라는 것은 앞에서도 말한 바가 있습니다. 그것이 혈관 내에서 체내를 순환하고 있을 경우와 일단 배출된 요를 다시 마셔 소화관을 거쳐 흡수되었을 경우를 생각해 볼 수 있습니다. 후자의 경우 요에 함유된 유해물은 다시 여과되어 장관에서 외부로 배출되므로 요가 그대로 순환하는 것이 아니라 마신 요 중 필요 없는 부분은 배출된다는 것이 확실합니다. 한편 혈관에서 순환하고 있는 요는 체외로 배출되는 순간까지 체내에 있었으므로 독물은 아닙니다. 이것이 이론상으로나 실제적으로나 상반되지 않는다는 것을 확인했다면 이번에는 유효량이 문제가 되겠습니다.

유효량은 매우 어려운 문제로 개인에 따라 차이가 있고 더구나 병의 상태에 따라 차이가 있는지에 대해서도 상세히 알 수 없으므로 우선 요료법을 실시하는 자기 자신의 경험과 관찰에 따르는 수밖에 없습니다.

대체로 표준량은 1회 1컵(180ml~200ml) 정도가 적당하다고 합니다. 하루에 50ml~100ml 정도로 나누어 먹어서 효과를 본 사람도 있으며, 500ml~800ml 혹은 거의 모두를 마셔서 효과를 보는 경우도 있습니다. 또 병을 예방하기 위한 목적으로는 50ml 정도를 상용하는 방법도 좋습니다.

무엇보다 중요한 것은 요를 마시면서 자기가 판단하여 스스로에게 맞는 양으로 실시하는 것이 좋을 것입니다. 효과나 요료법을 했을 때의 반응은 본인 스스로 잘 알 수 있기 때문에 양의 증감이나 시간 등에 대해서는 개인이 스스로 정하여 실시하는 것을 권장합니다. 자기의 병에 가장 알맞다고 생각되는 양을 기록하고 연구하면서 마시는 것이 중요합니다.

요료법의 효과는
언제쯤 나타나는가

요료법은 실시 후 어느 정도 기간이 지나야 효과가 나타나는 가에 대해서는 단언하기가 매우 힘듭니다. 개인차와 병증도 여러 가지이기 때문입니다. 이것을 간단히 알 수 있다면 그야말로 요료법은 완성된 의학체계나 다름없을 겁니다.

요료법으로 치유한 사례를 종합해 볼 때 마신 직후에 효과가 나타나는 사람도 있고, 2년 정도 경과해야 효과가 나타나는 사람도 있습니다. 이것은 발병 시기, 병의 상태, 약의 복용기간, 영양 상태, 연령 등 여러 가지 복합적인 요소로 결정되는 것이지 천편일률적일 수는 없습니다.

같은 병증일지라도 어떤 사람은 1주일이나 10일 정도면 효과가 나타나는 수도 있고, 어떤 사람은 6개월이 지나도 효과가 나타나지 않는 경우도 있습니다. 또한 일 년이 지나서야 효과가 나

타나는 사람도 있으므로 단기 판단은 금물입니다. 효과가 나타
나는 작용은 확실치 않으므로 도중에 중단하지 말고 효과가 있
을 때까지 계속, 꾸준하게 실시할 필요가 있습니다.

어떻게 하면
쉽게 마실 수 있는가

오줌이라는 말만 들어도 눈살을 찌푸리는 사람이 있을지 모를 일입니다. 아프리카의 어떤 곳에는 소와 동거하는 나체족이 있습니다. 소의 변을 말려서 연료로 사용하기도 하고 소의 오줌으로 세안과 세발을 일상적으로 하고 있는 사람들도 있습니다.

이런 이야기를 예로 들지 않더라도 우선 오줌은 신선한 혈액에서 분리된 것으로 혈액의 윗물인 혈청과 같다는 것을 인식하는 것이 선결문제입니다. 요가 불결하다고 배워 온 종래의 인식을 우선 바꾸는 것부터 시작해야 합니다. 곰보도 보조개로 보일 정도로 좋게 생각하는 데서 출발해야 할 것입니다.

그렇다면 어떻게 하면 쉽게 마실 수 있을까요? 이 해답은 누구나가 듣고 싶어 할 것입니다. 먼저 고급 컵이나 고급 약그릇을 준비합니다. 종이컵은 해당되지 않습니다. 고급 도자기로 불투명한 것이 좋습니다.

자신이 소중하게 간직하고 있는 컵이 있다면 더욱 좋습니다. 매일 자신의 건강을 위해 사용할 컵이기 때문에 애착을 갖고 있는 물건에 요를 담는다면 기분과 마음자세도 다를 것입니다. 이러한 준비자세야말로 생명수를 마시는 것에 적당하다고 할 것입니다.

요료법을 실시하는 사람 중에는 무엇인가 섞어서 맛을 내어 마시는 사람도 있습니다. 처음에는 적응하기 위해 몇 번은 그렇게 할 수 있습니다. 그러나 우리 몸에서 나온 것은 즉시 마시는 것이 좋습니다. 먼저 입으로 숨을 쉰 다음, 한꺼번에 마시는 것을 추천합니다. 마시는 도중이나 마신 뒤에도 입으로 호흡하는 것은 냄새에 민감한 사람들에게 좋은 방법입니다. 이러한 방법도 요료법이 익숙해지기 전에 하는 것이지, 익숙해지면 물을 마시는 것과 같아서 오히려 그 맛을 음미하게 됩니다.

이 책을 읽는 독자들에게 당부하고 싶은 것은 소량의 요(50ml)를 건강음료로써 여러 가지 병 예방(특히 지금까지의 경험에서 보면 암 예방이나 혈액 응고 예방에 가장 적합)을 위하여 마시라는 것입니다. 또 요료법은 뇌세포 활성화를 촉진시키는 효과가 있어 알츠하이머나 노인성 질환 예방에 효과적이라고 알려져 있습니다.

자연치유력을 높이나
즉효 기대는 금물이다

    병을 화학 약물로 치료할 때도 기초적인 회복을 위해 사용하는 경우와 즉효(卽效)를 기대하는 경우가 있습니다. 위급한 환자의 고통을 덜어 줄 필요가 있으므로 병원 측에서는 아무래도 즉효성 약을 위주로 하고 있으며 더불어 근본적 치료약을 병용하게 되는 것입니다.

    요료법은 어디까지나 근본적 치료가 주된 목적이지, 그 자체로서 통증을 없애는 진통효과라든가, 식욕증진제나 살균 역할을 하는 특수한 작용이 있는 것은 아니므로 약제와는 전혀 작용이 다릅니다. 따라서 특수한 작용을 하는 병원약과 같다는 생각을 버리지 않으면, 요료법을 이해할 수가 없습니다.

    요료법의 효과는 자연치유력을 높여 주고 세포를 활성화시켜 주는 작용을 하므로, 병 회복에 효과가 있는 것이라 추리할 수 있지만, 아무래도 즉효를 원할 수는 없습니다. 그야말로 치료하고 있다는 사실조차 망각한 상태에서 마셔야 할 필요가 있습니다. 그런 가운데서 자신도 모르게 병이 나았다고 느끼게 됩니다.

난치병으로 10년이나 20년 동안 고통을 받고, 별의별 치료를 다 해 본 환자들이 많습니다. 현대의학으로 회복되지 않는다고 체념한 환자들의 대부분이 '지푸라기라도 잡는다'는 심정으로 요료법을 시험해 보기 때문에 1~2년쯤의 세월은 별것 아니라고 생각하는 것이 좋겠습니다.

자연치유력을 높이는 건강요법인 요료법이 사람들에게 보편화되어 몸에 이상을 느꼈을 때 실시하는 게 아니라 항상 건강을 유지하기 위한 음료라고 생각하고 50ml 정도 꾸준히 음용하게 된다면 그야말로 최고의 예방법이 될 것입니다. 그러면 병에 걸리는 확률도 훨씬 감소되고 의료비 부담도 경감될 수 있습니다.

확신 없이
요료법을 실시하는 것은
어리석은 일이다

　자신의 오줌을 마시거나 마사지하면서 치료하는 요료법은 이 방법 외에 다른 치료법이 없다는 것을 자기 스스로 납득한 사람만이 실시할 수 있습니다. 타인에게 설득되어 억지로 실행하기에는 어려움이 있는 게 사실입니다.

　요료법을 권하는 사람은 스스로 경험을 했든지, 아니면 그 효과를 이미 알고 있기 때문에 열심을 내어 권하는 것인데 환자 측에서는 달갑지 않게 생각할지도 모를 일입니다. 그러므로 요료법을 권하는 사람은 이 세상에 존재하는 많은 대체요법 중 하나로 가르쳐 주는 것 정도로 끝내는 것이 좋겠습니다. 다시 말하면 요료법에 관한 책을 읽고, 다양한 자료를 살펴보고, 스스로 이해하고 받아들여서 실시하도록 하는 것이 중요합니다.

　요료법은 다른 약과는 달리, 누구나 한번쯤은 저항감을 느끼게 되므로 이 선택은 최후의 수단일 수밖에 없습니다. 요료법의 효과도 개인마다 나타나는 기간이 각각 다르기 때문에, 자기 자신의 것이 유일한 예가 될 뿐, 전체적으로 말하기는 힘듭니다.

요료법은 여러 가지 실례와 경과와 병의 상태 등 여러 경험을 종합해서 판단자료로써 사용해야 합니다. 그러므로 온갖 수단을 다 동원하여 치료하게 하는 것보다는 건강할 때부터 미리 상용하는 음료라고 생각할 수 있도록 익숙하고 친숙하게 하는 것이 좋겠습니다. 특별한 병이 없는데도 요료법을 계속하였더니, 어느 때인지도 모르게 자기가 지니고 있었던 불쾌했던 증상들이 없어져서 건강해졌다는 것을 느끼게 되었다면, 그야말로 보물을 얻은 것이나 다를 바 없습니다.

사람은 태어날 때부터 죽음을 예고하는 운명에 놓여 있는 존재입니다. 어려서부터 독한 화학약품들을 계속 사용하여 왔기 때문에 병에 찌들어 버린 육체에 최후로 요료법을 선택함으로써 100% 구원을 기대한다는 것은, 아마도 인간의 욕심일 것입니다. 그리고 "요는 효과가 없는 것이야"라고 속단해서 요료법을 조금 더 지속하면 치유될 수 있는 것도 아깝게 치료시기를 놓치고 마는 경우도 많습니다.

개인차가 너무 큰 요료법의 효과기간을 무시하고 요료법에 대한 종합적 판단을 내린다는 것은 어리석은 일이며, 마땅히 기간도 중요시되어야 합니다.

병의 초기에 실시하는 것이
가장 좋다

유비무환이란 말이 있습니다. 환란이 닥치기 전에 대비해야 하고 어둠이 깔리기 전에 불을 밝혀야 하듯, 병이 들기 전에 미리부터 요료법을 실행해야 하지만 이런 사람은 아마 드물 것입니다. 속수무책인 상태에 가서야 비로소 요료법을 결심하는 사람이 많으므로, 그 효과에 대해서 100% 기대할 수 없는 것도 사실입니다.

병원 치료에 지쳐서 지푸라기라도 잡는 심정으로 마지못해 요료법을 하는 것이 아니라 조기에 실시하는 것이 가장 바람직합니다.

약물치료가 어떤 사람에게 어느 정도의 효과가 있었다고 해서, 체질이나 병의 상태, 성별, 생활환경이 다른 사람들에게 똑같은 효과가 나타나는 것은 아닙니다. 어떤 사람이 그 약으로 효과를 얻었다고 해서 나도 그런 효과를 본다고 할 수는 없습니다. 더구나 약물치료란 병의 증상에 대한 대증요법이 대부분입니다.

이에 비하면 요료법은 그 작용은 명확치 않으나, 모든 사람들의 이상 부분 정보를 종합하여 배출된 자신의 요를 다시 마시는 것이므로 화학약물과는 달리, 개개인의 병 증세에 합당한 것이며, 그 일부가 다시 체내의 소화관을 통해서 환원된 상태의 작용이므로 자연치유력과 관계가 있습니다.

요료법에 대하여는 "인체의 움직임을 안정화시키는 장치를 자극하여 서서히 인체를 정상상태로 되돌려 주는 것이 아닐까?"라고 생각하는 학자도 있습니다.

요의 화학적인 성분 및 작용은 아직 밝혀지지 않았고, 인체의 세부 활동도 밝혀지지 않은 게 대부분입니다. 예를 들면, 노인이 되면 자연히 비대해져서 배뇨에 곤란을 느끼게 되는 전립선과 같은 일반적으로 알려진 장기조차도 그 세포에 대해서는 모르고 있는 실정입니다.

대학 교수가
"요는 혈액보다 깨끗하다"고
발표했다

　일본 의사회는 각 지방의 현 단위의 의사회와 같이 개최되며 각 부, 현에서 일반적인 의료에 관한 세미나를 개최하여 의학지식을 계몽하는 데 역점을 두고 있습니다. 1989년 2월 25일에 열린 미에겐 의사회의 강습회에서 미에 대학 의학부 가와무라 사가모토 교수는 '건전한 노후를 위하여'라는 강연에서 "오줌에 대해서 누구나 더러운 이미지를 가지겠지만 첫째로 요는 혈액보다 깨끗하다고 할 수 있습니다."라고 발표했습니다.

　신장에서 만들어진 요는 요관을 통해 방광으로 흘러가며 요도를 통해 체외로 배출됩니다. 신장이라는 장기는 마치 커피원두를 여과하면 맛있는 음료인 커피가 나오는 것처럼 혈액을 여과하고 있습니다. 정상인 요라면 혈액보다 훨씬 깨끗하다고 해도 좋을 것입니다.

또한 요는 '건강의 바로미터' 입니다. '요의 색이나 배출된 요의 함유 성분에 따라 그 사람의 건강 상태를 알 수 있다.' 는 중일신문 보도처럼 개인의 건강상태를 오줌으로 검사하는 방식은 예전부터 병원에서 시행되어 왔습니다.

이것은 요료법과 직접 관계가 있는 것은 아니지만 더러운 것의 대명사처럼 생각하는 요가 앞에서 말한 바와 같이 개인의 건강상태를 파악할 수 있는 정보를 갖고 있는 깨끗한 물질임을 이 기사는 증명하고 있습니다. 요료법을 실행하기 위해서는 이처럼 고정관념을 바꾸어 볼 필요가 있습니다.

요료법을 체험하면 누구나 스스로 확인할 수 있기 때문에 여기에서 효과의 유무에 관하여 강조할 필요는 없을 것입니다. 요료법을 일반 독자들에게 권하는 이유는 난치병에 시달리고 있는 사람들의 괴로움을 조금이라도 덜어 주기 위한 마음에서 시작된 것입니다.

요료법을 한다는 것을
비밀로 하는 사람이 많다

류머티즘이나 기타의 난치병을 호소하는 사람들 중에는 장기간에 걸친 치료와 수시로 하는 임상검사 결과를 기록하는 사람도 많을 것입니다. 자신의 병에 관하여 기록한다는 것은 체계적인 치료와 병의 호전, 기타 반응들을 자신이 알 수 있기도 합니다.

병원에서 의사의 지시에 따라 모든 치료를 했지만 병세가 호전되지 않아 최후의 수단으로 요료법을 실시하는 사람이 많습니다. 그러나 그들 대부분은 다른 사람에게 요료법을 한다는 것을 비밀로 하고 있으며, 심지어 식구에게도 비밀로 하는 경우도 있습니다. 이것도 역시 요를 오물시하는 데서 오는 결과일 것입니다.

요료법을 실시하면 병 증세는 호전되고 검사 결과도 지금까지의 약물요법으로는 보지 못할 정도의 좋은 결과가 나타납니다. 요료법의 효과가 확실한데도 그 사실을 비밀로 하고 말하지 않기 때문에(의사 중에는 요료법을 제대로 아는 사람이 흔하지 않기 때문에 부정하는 사람이 많다) 병원 측의 투약이 효과가 있다고 착각하는 경우도 많습니다.

그리하여 "이렇게 효과를 보는 사람은 흔하지 않다"는 등 "이렇게 좋은 약을 좀 더 계속 사용하라"고 권하기도 합니다. 약국 입장에서는 고마운 일이겠지만 요료법 환자에게는 어처구니없는 일이 아닐 수 없습니다.

이런 사실은 대학병원 등에서도 일어나며, 완치 가능성이 낮은 병에서 흔히 볼 수 있는 일입니다. 환자들은 그 같은 효과를 혼돈하지 않도록, 요료법에 대한 사실 그대로를 퇴원 후에라도 이야기해 줄 수 있다면, 의학발전에 크게 도움이 되리라고 생각합니다. 당부하건데 요료법을 실시하는 사람들은 사실 그대로를 말해 주기를 바랍니다. 또한 의사들도 환자들이 사용한 민간요법에 귀를 기울여 이를 연구해 본다면, 의학 발전에 크게 기여할 수 있을 것입니다. 의사는 환자의 괴로움을 조금이라도 덜어 주는 데 힘을 쏟아야 하기 때문입니다.

요료법은 호전반응(好轉反暉)이 나타나는 경우가 있다

요료법을 실시하면 호전반응이라고 부르는 증상이 나타날 수도 있다는 것을 충분히 알아두어야 합니다. 만일 그러한 예비지식이 없는 상태에서 증상이 나타나면 걱정하게 될 것이며, 때로는 곧 효과가 나타나려 할 때 중단하고 마는 경우가 발생하기 때문입니다.

요료법을 시작하면 사람에 따라 다르지만 여러 가지 반응이 나타나는 경우가 있습니다. 지금까지 경험한 적이 없는 증상이 나타날 수도 있습니다. 그러한 증상이 나타난다고 해서 일희일비(一喜一悲)할 것이 아니라 의연하게 요료법을 계속하는 것이 효과상승에 가장 중요한 점입니다.

요료법을 실시하면, 증상이 일시적으로 악화될 때가 있습니다. 그것은 마치 등산하는 것과 같은 이치로써, 정상까지 올라가면 반드시 내리막길이 있는 것과 같습니다.

예를 들면, 류머티즘의 경우 통증이 전보다 더 심해지면 요를 마셨기 때문에 더 악화된 것이 아닌가 하고 염려하게 됩니다. 그러나 이런 현상은 효과가 나타나기 전에 일시적으로 일어나는 호전반응입니다.

명확한 이유는 알려지지 않았지만 호전반응은 모든 사람에게 일어나는 것은 아닙니다. 지금까지의 보고에 의하면 중증의 환자일수록 그 증상이 강하게 나타나는 것으로 알려져 있습니다. 물론 전혀 호전반응이 일어나지 않는 사람도 있습니다. 전신에 두드러기 같은 반점이 생기거나, 가렵거나, 발열, 설사, 두통 등 여러 가지 증상이 나타나기도 하는데, 이러한 증상은 결코 걱정할 필요가 없습니다. 중요한 것은 요료법을 계속하는 것입니다. 빠르면 사흘 정도 지나면 증상은 씻은 듯이 없어지지만, 길 경우에는 두 달 이상 계속되거나 반복적으로 나타날 때도 있습니다.

그러나 결코 걱정할 필요는 없습니다. 류머티즘이나 대상포진, 신경통 등은 참기 힘든 고통이며, 지금도 환자들은 고통 속에서 힘겨운 나날을 보내고 있습니다. 그러나 요료법을 꾸준히 하면 그런 고통은 말끔히 사라질 수가 있습니다.

어떤 경우라도 두려워하지 말고, 굳은 신념을 가지고 인내심으로 요료법을 계속해 나가는 것이 무엇보다 중요한 일입니다. 무언가 내 몸에 변화가 있을 때마다 우왕좌왕해서는 안 될 것입니다.

신념이 부족하면
효과를 얻을 수 없다

　해외에서 다음과 같은 실험을 했다고 합니다. 어떤 사형수를 침대에 눕혀 놓고 지금부터 목의 혈관을 조금 절단하여 피가 나오게 하는데, 혈액이 일정량 이상 나오게 되면 심장이 멎어 안락사가 될 것이라고 암시를 한 다음, 목에 칼을 대었습니다. 그러고는 목에 상처를 낸 것처럼 생각하게 하고, 눈을 감은 사형수의 베개 밑에 금속제의 용기를 놓고는 물방울을 떨어뜨려 마치 혈액이 떨어지는 소리처럼 들리게 했습니다. 그러나 실제는 상처 하나 입히지 않았습니다. 놀라운 사실은 초읽기를 한 결과 죽음을 암시한 그 시간에, 사형수의 심장이 그만 정지하고 말았습니다.

　인간은 약간의 수치감만 느껴도 그 순간 얼굴이 상기되거나, 심장이 두근거리기도 합니다. 또 놀랐을 때는 얼굴이 창백해지기도 합니다. 그것은 거의 순간적인 일이긴 하나, 그만큼 마음의 작용이 혈관의 수축이나 확장에 큰 영향을 끼치고 있음을 보여줍니다.

옻이 잘 오르는 사람은 옻나무에 직접 닿지 않더라도 극단적으로 말하면 옻이란 말만 들어도 피부반응이 온다고 합니다. 또 옻과는 전혀 관계가 없는 나뭇잎을 옻나무 잎이라고 말하고는 그 잎을 스치게 하면 피부병 증상이 나타난다는 것입니다.

반대로 진짜 옻나무 가지를 옻이 아니라고 말하고 몸에 갖다 대면, 전혀 피부 반응이 나타나지 않을 때도 있다고 합니다. 인간의 정신이 육체에 미치는 영향력이란 이처럼 대단한 것입니다.

요료법을 실시하는 사람에게 이것을 마시면 반드시 효험이 있다고 하는 절대적인 신념이 결핍되어 있으면, 예기한 효과는 얻을 수 없을지도 모릅니다. 이것은 앞의 예를 보더라도 충분히 이해되리라 생각합니다.

요료법에 의심을 가진다거나, 오물시하거나, 조급하게 생각하는 것은 금물입니다. 이러한 것이 요료법의 정신적 장애물이 되기 때문입니다.

제 6 장

요단식법과 요단식 체험기

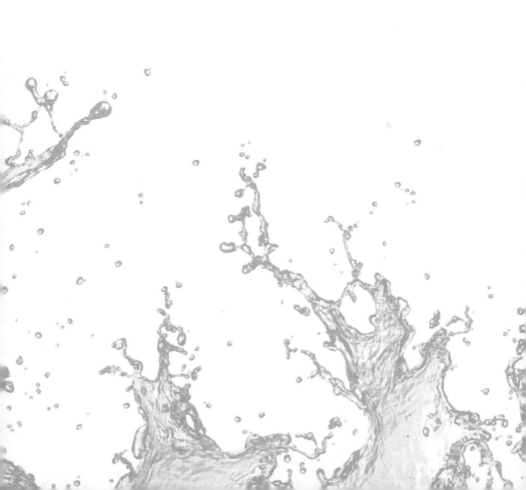

이규태 논설위원이 조선일보에 오줌과 관련하여 적은 글

① 폐병은 자신의 오줌을, 그리고 위병에도 자기 자신의 오줌을 마신다.

② 매일 아침 춘정을 모르는 어린이의 오줌을 한 홉씩 마시면 어떤 난병에도 걸리지
  않는다(예방).

③ 섣달 그믐날 밤 오줌에 삶은 계란을 먹으면 새해에 전염병에 걸리지 않는다(예방).

④ 코피가 심하면 오줌에 먹을 타서 마신다.

⑤ 폐디스토마에는 자기 요의 최초와 최종의 것을 버리고 중간 오줌을 마신다.

단식의 역사와 종류

단식에는 여러 종류가 있습니다. 식사를 일절 하지 않는 종교적 행위 차원의 금식과 일정 기간만 식사를 금하는 단식, 음식물을 절제하는 절식을 포괄해 모두 '단식' 이라 부릅니다. 단식의 방법에는 생수 단식, 한천 단식, 장국 단식, 효소 단식, 주스 단식, 야채 단식, 과일 단식, 요단식 등 여러 가지가 있습니다.

이슬람의 라마단 기간이나 힌두교의 제사, 가톨릭의 미사 전례에 참석하기 전에 하는 종교적 단식은 그 기원이 오래입니다. 단식은 인간의 본능적 욕구인 식욕을 누르고 정신집중을 함으로써 높은 종교적 경지에 이를 수 있다고 해서 수도(修道)의 한 형태로 행해져 왔습니다.

일반인들이 실시하는 단식은 질병 치료나 다이어트, 건강증진을 위해 실시하기도 합니다. 그래서 요즘은 '웰빙 단식' 이란 말까지 나왔습니다.

단식은 치료 목적으로도 활용되어 왔습니다. 단식과 관련된 의학적 연구는 100여 년의 역사를 갖고 있습니다. 1890년 이탈리아 로마대 생리학과 루시아니 교수가 20~40일 동안 단식한 사람을 대상으로 연구한 것이 최초입니다.

1934년 일본 오사카대 의학부는 단식 치료법을 내놓았고, 미국의 맥 소이 박사는 단식과 건강에 대한 보고서를 발표했습니다. 이후 수많은 연구를 통해 질병치료에 단식이 효과가 있음이 입증되었습니다. 현재는 대체의학요법으로 적극 활용되고 있습니다.

일반인은 대개 숙변 제거와 다이어트 등의 목적으로 단식을 합니다. 실제로 단식은 몸과 마음에 조화를 가져다줍니다. 전문가들은 단식을 하면 심리적으로 안정되고 평온해지며 이해심과 인내심 또한 커져서 욕망을 억제하는 힘이 생긴다고 말합니다. 한국대체의학회 오홍근 전주대학교 의생명환경대 교수는 다음과 같이 말했습니다.

"사람의 몸과 마음은 유기적으로 연결돼 있어 긍정적 사고를 갖고 단식해야 건강에 도움이 된다. 그러나 특정한 목적, 즉 투쟁수단 등 마음에 분노나 화를 품은 채 단식을 하면 오히려 인체의 면역체계가 손상돼 건강을 크게 해치게 된다."

유럽이나 미국 등 서구사회에서는 단식의 효과를 입증한 다양한 실험과 연구가 진행되어 성과물이 축적되어 있습니다. 생쥐 실험을 통해 연구한 결과 일정 기간 단식한 쥐는 계속 음식물을 섭취한 쥐보다 활동성이 강하고 미로를 찾아가는 두뇌작용도 더욱 활발한 것으로 나타났습니다. 인간을 대상으로 한 임상실험에서도 단식의 효과는 긍정적으로 나타났습니다. 오홍근 교수는 다음과 같이 말했습니다.

"심리적으로 근심을 동반하는 불안도가 훨씬 낮아지면서 안정감을 갖게 되고 생리적으로도 면역력이 질병에 강해지는 것으로 나타났다. 그뿐만 아니라 주기적으로 단식을 해온 사람의 수명이 길다는 연구결과도 있다. 하지만 단식의 주기가 짧고 기간이 길어지면 인체에 해가 된다. 단식 기간은 신체적 정신적 상태에 따라 다르게 정해야 한다."

의학적으로 봤을 때 단식으로 효과를 볼 수 있는 질병은 만성 위장병, 신장염, 심혈관계 장애, 갱년기 장애, 비만증, 만성피부병, 류머티스 관절염, 알레르기성 질환, 신경증, 천식, 불면증, 두통 등이 있습니다.

반면 진행성 결핵을 앓고 있거나 말기암 등 악성 종양이 있는 환자, 당뇨병, 심한 위궤양을 앓거나 수술을 요하는 환자, 정신

병 환자, 패혈증 환자, 전염병 환자, 그리고 어린이나 노약자는 단식을 하면 안 됩니다. 이때는 단식이 오히려 질병을 악화시키고 생명에 악영향을 끼칠 수 있다고 전문가들은 말합니다.

질병을 치료하거나 이상 증상을 호전시킬 목적으로 단식을 할 경우에는 반드시 의사의 지시에 따라야 합니다. 평소 건강에 문제가 없는 일반인도 가능하면 건강검진을 실시하여 몸에 이상이 없는지 면밀히 확인한 후에 단식을 하는 것이 안전합니다.

요단식(urine fasts)과 일반단식

　요단식은 흉터와 상처가 없는 무혈수술입니다. 한마디로 말해서 칼을 대지 않는 수술이라 말할 수 있습니다. 요단식은 인류가 질병치료와 예방을 위해 발견한 가장 효율적인 방법입니다. 현대의학이 태동하기 이전에는 인간은 몸이 불편하거나 병에 걸리면 신체가 자연적으로 회복될 때까지 본능적으로 아무것도 먹지 않고 굶었습니다. 지금도 동물들은 몸이 정상으로 돌아와야 다시 먹는 것을 볼 수 있습니다. 지금까지 수많은 사람들이 단식을 한 경험으로 볼 때 요단식은 위험하지 않습니다. 한편으로는 관장요법과 된장찜질요법 등 각종 자연건강요법을 병행하면서 혈액 속의 온갖 독과 노폐물만 빠져나가기 때문에 인체에는 전혀 해가 없습니다.

　요단식을 하다가 잘못되는 사람은 없지만 엉터리 방법으로 단

식을 하거나 회복식을 잘못해서 몸을 망치는 경우는 많으므로
반드시 주의하도록 합니다.

장 속에는 보통 4kg에서 12kg의 숙변과 노폐물이 차 있습니
다. 요단식을 하게 되면 항상 들어오던 영양공급이 차단되므로
몸은 체내 노폐물을 태워서 에너지로 쓰게 되는데 배가 전혀 고
프지 않고 자연스럽게 살이 빠지게 됩니다. 따라서 요단식을 잘
활용하면 자신이 갖고 있는 사실상의 80~90% 질병을 스스로
치료하거나 예방할 수 있습니다.

일반단식의 경우에는 변의 배설을 촉진시키기 위하여 수산화
마그네슘(마그밀)을 먹지만 요단식의 경우에는 변의 배설이 잘 이
루어지므로 특별히 이것을 먹을 필요는 없습니다. 뿐만 아니라
일반단식을 하면 보통은 힘들어 하지만 요단식은 요의 영양소가
체내로 보충되기 때문에 그다지 힘들지 않게 지낼 수 있습니다.

단식 초기에는 단백질이 먼저 빠지기 때문에 오줌맛이 시다고
느껴집니다. 지방은 3~4일 후부터 소모되기 시작합니다. 단식
초기에는 호흡과 배설로 인한 질소배출량이 많지만 어느 시점에
도달하면 정지된 상태로 유지됩니다.

몸 전체의 신진대사는 단식 2일까지는 감소하지만 그 다음부
터는 별로 감소하지 않으며 특히 생명기능에 중요한 역할을 하
는 뇌, 폐, 심장의 무게는 감소하지 않습니다. 일반단식을 12~
30일 하는 경우 1일 평균 체중감소량은 0.5kg에 불과하지만 3박

4일의 요단식을 실시할 경우 체중감소는 보통 2kg이라고 알려
져 있습니다.

감식→본단식→보식 순서로
진행하는 단식요법

자연치유대학의 김희대 교수는 "따뜻한 물은 우리 몸의 기운을 돌려주기 때문에 금식기간에 따뜻한 물을 마시면 몸이 훨씬 가볍게 느껴지고 에너지 소모도 적다"고 말합니다. 오줌과 생수만 마시는 요단식은 김희대 교수가 이야기한 것처럼 몸이 훨씬 가볍게 느껴지고 에너지 소모가 적어서 배가 덜 고픕니다. 요단식을 실행한 사람들이 일반단식에 비해서 상대적으로 덜 고통스럽다고 한결같이 이야기합니다.

단식을 실시하기에 적당한 계절은 봄과 가을입니다. 단식 기간은 직장인의 경우 주말을 이용한 2~3일, 길어도 5~7일을 넘기지 않는 것이 좋습니다. 의학적으로 안전한 단식 기간은 건강한 사람을 기준으로 대략 1주일입니다. 새로운 세포가 생겨나 수명을 다하고 죽기까지의 기간이 1주일이기 때문에 이에 근거를 두고 있습니다. 다만 만성질환을 치료할 목적으로 단식할 경우에는 반드시 의사의 지시를 따르도록 합니다.

적정 기간을 넘어서는 과도한 단식은 간 등 장기에 치명적 손상을 입힐 수 있으므로 주의해야 합니다. 다만 수련이나 수행을 통하여 몸이 단련된 사람이라면 일반인에 비해 더 오랫동안 단식을 할 수 있습니다.

건강에 무리 없이 단식하려면 3단계를 거치는 것이 중요합니다. 우선 금식 전 평소 식사량을 절반으로 줄이는 감식단계(2~3일)를 거쳐 본단식(3~7일)에 들어가고 이후 본단식 기간만큼의 보식단계를 거쳐야 합니다.

특히 단식이 끝나자마자 곧바로 평상시와 같이 식사하는 것은 매우 위험합니다. 몸의 모든 장기와 세포가 단식에 적응하면서 최소한의 활동으로 위축되어 있기 때문입니다. 따라서 음식을 받아들일 준비가 안 된 상태에서 갑자기 음식물이 들어오면 우리 몸은 미처 적응하지 못합니다. 보식은 미음으로 시작해 유동식(죽)을 거쳐 고형식(밥)으로 넘어가는 것이 좋습니다.

3단계 단식에 앞서 준비기간도 필요합니다. 단식의 구체적 목적을 정하는 것이 첫째입니다. 단식 기간에 찾아오는 가장 강렬한 유혹은 음식에 대한 욕구입니다. 이때 확고하고 구체적인 목표가 없으면 단식을 포기하기 쉽습니다. 그 다음엔 단식 계획을 미리 짜둬야 합니다. 단계별로 시기를 정하고 매일의 운동시간과 운동량을 체크하는 등 구체적인 행동요령과 금기사항 등을 알아둡니다.

또 단식 1~2주일 전부터는 맵고 짠 음식을 피하고 술과 담배를 끊는 것이 좋습니다. 단식 기간에도 평소와 마찬가지로 일상 활동을 하고 가벼운 운동을 하는 것이 좋습니다. 물론 땀을 많이 흘려 체력소모를 촉진하는 활동은 금물이니 꼭 기억해 두는 게 좋습니다.

물은 하루 2ℓ 정도로 충분히 마십니다. 단식 기간에도 물은 반드시 충분히 마셔야 하는데, 인체의 70%를 수분이 차지하기 때문입니다. 최소한의 영양소 섭취를 위해 종합 비타민제를 먹는 것도 좋습니다.

자연요법 의사
암스트롱이 권하는
요단식 방법

요료법(尿療法) 중에서 가장 강력한 방법은 요단식이며, 이는 요료법과 단식법을 결합한 것을 말합니다. 물만 먹고 실시하는 단식도 질병 치료효과가 있지만 요단식과는 비교할 수가 없습니다. 요단식을 실시하면 물만 섭취하는 단식과 비교해서 환자의 체중도 덜 빠지고 기력도 덜 소진됩니다.

요단식의 한 가지 단점이라면 입과 몸에서 냄새가 날 수 있다는 것입니다. 요단식을 강력히 주장하는 사람은 영국의 자연요법 의사인 암스트롱(현대 요료법의 아버지)입니다. 암스트롱은 요단식으로 암 환자들이 병을 치료했다는 많은 임상 사례를 보고한 바 있습니다.

특히 유방암과 같은 종양은 3주 만에 사라질 정도로 효과가 있어 간단한 것으로 치부하기도 합니다. 그러나 화학요법이나 방사선 요법 치료를 받았던 환자는 예외로 고치기가 쉽지 않다고 합니다.

암스트롱이 권하는 요단식 방법은 대체로 다음과 같습니다.

1. 요단식 중에는 자신의 오줌을 한 방울도 버리지 말고 모두 마셔야 한다.
2. 요단식을 시작하면 하루에 배설하는 오줌의 양을 5리터로 만들기 위해 깨끗한 물을 추가로 마신다.
3. 중병인 경우에는 묵은 오줌으로 몸을 마사지한다. 오줌으로 목욕을 하고, 마사지하듯 몸에 발라 문질러 흡수시키면 더 빨리 치료효과가 나타난다. 단, 이 경우에는 4~8일 묵힌 오줌이 더 좋다.
4. 전신을 오줌으로 마사지하는 경우 몸에 묻은 오줌을 그냥 두거나 아니면 최소한 1시간이 지난 뒤에 샤워를 한다. 샤워를 할 때는 절대 비누를 사용하지 않는다.
5. 매일 변이 통해야 한다. 따라서 매일 관장을 실시한다.

관장과 관련하여 요단식의 대가인 암스트롱은 그의 저서 『생명의 물』에서 다음과 같이 말하고 있습니다.

"(중략) '정통' 자연요법가는 냉수나 과일 주스만으로 단식을 하는 동안 관장제로 창자의 운동을 거들어 줄 필요—물론 잘못된 생각이다—가 있다고 생각하지만 이것은 요단식 중에는 결코 도움이 되지 못한다. 왜냐하면 자연치유력은 창자가 활동을 하여 기능을 발휘할 때까지 기다려야 하기 때문이다. 요단식 중에 창자는 잠을 자고 활동을 하지 않는 것처럼 보일 때가 종종 있다. (중략) 그러나 이러한 무활동성은 특히 치질 환자에게는 치료의 기회를 주기 때문에 유리한 것이다. 그러므로 자연치유력은 그냥 내버려 두면 나름대로 기능을 발휘하게 된다."

요단식의 특징

　　요단식을 실시하면 체내의 독소가 한꺼번에 빠져 나옵니다. 그로 인해 피곤함, 메스꺼움, 설사, 가려움, 어깨결림, 고열 등이 생기는 데 이런 경우 마시는 오줌의 양을 반으로 줄여 진행속도를 늦추어 서서히 실시합니다.

　　오줌은 깨끗하고 영양분이 풍부하며 쉽게 소화 흡수되기 때문에 그것만 먹어도 크게 굶주리지는 않습니다. 따라서 물만 먹고 하는 단식보다 훨씬 더 효과적입니다.

　　요단식은 강력한 치료방법으로 호전반응인 명현현상이 일어납니다. 그것을 부작용으로 오인하지 말아야 합니다.

　　많은 자료를 종합해 보면 오줌 속에는 강력한 항암물질이 들어 있는 것이 분명합니다. 우리가 잘 알고 있는 간디도 마셨고, 인도 수상을 역임한 데사이도 마셨고, 가수인 존 레논도 마셨고,

짐 모리슨도 마셨습니다. 여배우인 사라 마일즈와 미국무장관을
역임한 헨리 키신저는 지금도 마시고 있습니다.

요단식을 할 때 지켜야 할 사항

1. 환자는 음식이나 음료수는 일절 먹지 않고, 오직 자신의 오줌과 물만 마십니다.

2. 환자는 자신의 오줌을 모두 받아 마시는데 오줌 양이 적으면 물을 추가로 더 마셔서 매일 나오는 오줌의 양이 5리터 정도 되도록 만듭니다. 그런 후 5리터의 오줌을 받아서 모두 그때그때 즉시 마십니다.

3. 오줌은 2시간마다 혹은 그보다 더 자주 마시는 것이 가장 효과가 큽니다. 만약 2시간마다 1번씩 오줌을 보기가 힘들면 오줌을 받아 일부는 냉장고에 보관한 후 2시간마다 마십니다.

4. 위에서 설명한 대로 계속 요단식을 실시하는데 그 기간은 환자의 상태에 따라 달라집니다.

5. 요단식 과정에 만약 메스꺼움, 설사, 두통, 두드러기 등의 증세가 나타나면 마시는 양을 반으로 줄여서 그런 증상이 사라질 때까지 유지한 후 다시 용량을 늘립니다.

이상 현상이 나타나는 것은 명현현상, 즉 호전반응으로 요단식이 효과를 나타내고 있다는 반증이며 보통 며칠 지나면 사라집니다.

단식을 하면 머리가 맑아지기도 하고, 졸음이 오기도 하고, 나른해지기도 합니다. 그러나 무엇보다 머리가 맑아져서 기분이 상쾌하고, 몸이 가벼워져서 피곤하지 않습니다. 질병이 있으면 단식 중에 여러 가지 증상이 나타납니다. 이러한 증상들은 몸이 스스로 치료하고 있다는 증거입니다. 열이 오르는 것은 병원균을 박멸하기 위함이고, 구토나 설사를 하는 것은 유독물질을 제거시키는 작용이며, 통증은 질병을 치료하고 있으니 근신하며 안정하라는 신호입니다. 이때는 안정을 취해야 합니다. 이외에도 피부 반점, 여드름, 붓는 현상, 어깨 통증, 허리 통증 등 여러 가지 증상들이 나타나기도 합니다.

요단식 효과를 높이기 위한 추가사항

요단식의 효과를 높이기 위해서는 반드시 추가로 실시해야 할 일들이 있습니다. 일단 요단식을 시작했으면 어려운 일이 있어도 추가사항까지 모두 철저히 시행하는 게 좋습니다.

1. 암이 있는 부위에 오줌을 바르고 매일 2시간 동안 문지른다. 혹은 그곳에 오줌으로 습포를 한다. 즉, 면으로 된 두꺼운 천을 접어 오줌을 묻힌 후 환부에 놓고 비닐이나 랩으로 덮은 후 수시로 오줌을 조금씩 추가하면 된다. 가능한 한 오래할수록 좋다. 추가하는 오줌은 병에 넣은 후 뜨거운 물에 담구어 약간 데운 것을 사용하는 것이 좋다. 반드시 실시한다.
2. 약간의 오줌을 병에 담아 그늘진 곳에 4~8일 동안 묵힌 후

이 오줌으로 매일 환자의 전신을 마사지한다. 반드시 실시한다.

3. 매일 환자의 얼굴, 목, 발을 오줌으로 마사지한다. 효과가 크니 반드시 실시한다.

4. 유리병에 깨끗한 물을 큰 숟갈로 1개 넣고 환자의 오줌 2방울을 추가한 후 50번 정도 세게 흔든다. 이것을 2시간마다 1번씩 환자의 혀 밑에 4방울씩 떨어뜨린다. 수시로 만들어 매일 사용하되 반드시 깨끗한 생수를 사용해야 한다. 이 방법을 사용하면 환자의 체내에 항체가 생기고, 모든 박테리아와 바이러스로 인한 감염을 극복하는 데 도움이 되고 각종 질병에 효과가 크다.

5. 오줌으로 관장을 한다. 환자의 오줌 100~200ml를 관장기를 이용해서 항문을 통해 직장에 주입한 후 최대한 참을 수 있을 때까지 참은 후 배설한다. 이렇게 하면 림프체계를 자극하여 노폐물을 제거해 주는데, 커피관장보다도 효과가 더 큰 것으로 알려져 있다.

요단식 일정표

요단식 일정표는 일반단식 일정표와 거의 같습니다. 차이점이라면 물과 함께 자신의 오줌을 마신다는 것, 그리고 오줌마사지를 한다는 것입니다. 따라서 다음에 소개하는 3일 단식 일정표와 5일 단식 일정표를 참고하거나 자신에게 맞는 다양한 일반단식 일정표를 참고하여 현재 자신에게 맞는 일정표를 만들면 됩니다.

단식 일정표를 참고하여 자신의 건강상태와 맞는 일정표를 만들었다면 준비기간을 두고 자신을 관찰하도록 합니다. 단식 중에는 매일 오줌을 마시는 것을 게을리하지 않으며, 특히 요단식을 할 때는 나오는 모든 오줌을 먹도록 합니다. 오줌의 양을 늘리기 위한 개개인의 노력을 총 동원합니다.

단식을 하려면 예비단식 기간과 회복식이 특히 중요합니다.

특히 회복식을 잘해야 단식 효과를 높일 수 있고 몸도 회복되니 이 점을 유의해야 합니다.

3일 단식 일정표

구분	일수	식사량	포인트
예비단식	3일	1일-일반식 ¾으로 3끼	과자, 가공식, 음료, 우유 금물 양을 줄이는 목적 오줌 전량
		2일-죽으로 3끼	구충제, 생수 양껏 오줌 전량
		3일-죽 반그릇 3끼	구충제, 생수 양껏 오줌 전량
본단식	3일	생수와 오줌만으로 3일까지, 오줌마사지	운동과 산책, 독서와 인내-생각 오줌 전량
회복식	3일	1일-미음 1/2잔(점심), 미음 1잔(저녁)	오줌 전량
		2일-죽 1잔(아침, 점심), 죽 반 그릇(저녁), 된장국(묽게)	오줌 전량
		3일-죽 반 그릇(아침, 점심), 된장국(묽게), 죽 한 그릇(저녁), 된장국(묽게, 두부)	오줌 전량

5일 단식 일정표

구분	일수	식사량	포인트
예비단식	3일 ~ 5일	1~2일-일반식 ⅓으로 3끼	과자, 가공식, 음료, 우유 금물 양을 줄이는 목적 오줌 전량
		3~4일-죽으로 3끼	구충제, 매일 위산억제제, 생수 양껏, 오줌 전량
		5일-죽 반그릇 3끼	구충제, 매일 위산억제제, 생수 양껏, 오줌 전량
본단식	5일	생수와 오줌만으로 5일까지, 오줌마사지	운동과 산책, 독서와 인내-생각정리, 미래 계획, 자기사랑 배우기, 등산과 휴식, 오줌 전량
1차 회복식	5일	1일-미음 1/2잔(점심) 미음 1잔(저녁)	오줌 전량
		2일-미음 1잔(점심, 저녁), 된장국(묽게)	
		3일-죽 1잔(점심, 저녁), 된장국(묽게)	
		4일-죽 반 그릇(점심, 저녁), 된장국(묽게)	
		5일-죽 한 그릇(점심, 저녁), 된장국(묽게, 두부)	

참고: 미음-묽은 쌀죽, 밥을 삶으면 죽, 죽에 밥알이 없으면 미음이다. 된장국은 물과 배추, 전통된장 딱 3가지만 넣는다. 먹을 때는 천천히 꼭꼭 씹어서(100회 정도) 침을 충분히 섞은 다음 삼킨다. 생각한 것 이상으로 천천히 먹어야 하며, 우유, 고기, 과자, 빵은 절대로 먹으면 안 되며, 과식은 위험하다.

한국MCL 신광수 회원이 체험으로 들려주는 요단식법과 요료법 효과

한국MCL연구소가 출범한 후 요료법을 실행하고 놀라운 체험담을 보내 준 회원들이 있습니다. 하지만 요료법의 세세한 효과를 연구하고 상세한 요단식 체험담으로 적어 보내 주신 분은 신광수 회원이 최초였습니다.

요단식 체험담을 자세하게 적어 보낸 신광수 회원의 편지를 읽으면서 놀라웠던 사실은, MCL연구소 역사상 이렇게 열심히 요료법을 실행하여 효과를 연구하고, 체험하고, 기록하고, 세상에 알리기 위해 체험담으로 적어 보내 주신 분이 없었다는 점입니다.

신광수 회원은 요료법을 실천하면서 스스로 새롭게 느낀 점에 대하여 여러 가지 생각들을 함께 써 주었습니다. 자신이 체험한 요료법의 신비한 효과를 우리나라 방방곡곡에 널리 알리고픈 마음에 소개하고 싶다고 했습니다. 당부하고 싶은 것은 요단식 체험담을 읽으신 분들은 자신의 상태에 맞게 스스로 연구하고 공부하여 실천해야 한다는 것입니다. 절대로 무리하게 일정을 잡지 말고, 한 끼만 굶는 간헐적 단식*으로 시작하여 1일 단식으로 나아가야 한다는 점입니다.

다음은 신광수 회원이 직접 보내 온 소중한 요료법과 요단식 체험담입니다.

요료법을 비롯한 여러 가지 자연요법에 관한 서적들을 탐독해 본 것에 입각해서 앞으로 제가 시도하고 있는 음뇨와 요마사지 및 요습포에 의한 요단식법을 말씀드릴까 합니다. 먼저 요단식법을 말씀드리겠습니다. 단식은 단식하는 기간도 중요하지만 무엇보다 준비기간과 단식 이후가 더 중요합니다.

이 책을 읽으시는 분들은 제가 체험한 내용을 바탕으로 자신에게 맞는 철저한 준비를 하는 것이 희망하는 목표를 이룰 수 있는 길임을 꼭 명심하시기 바랍니다.

---

*간헐적 단식은 운동을 안 하고 12~24시간 굶기만 해도 살이 빠진다는 다이어트로 알려지면서 현재 우리나라에서 인기가 대단합니다. SBS 스페셜 '끼니 반란' 이후 간헐적 단식은 한국 사회에서 새로운 다이어트 트렌드로 떠올랐습니다. 7일을 주기로 1~2회 이상 12~24시간 배고픔 상태를 유지하면, 뱃살 두께가 얇아지고 위의 크기가 줄어들어 적게 먹게 되니 자연스레 음식물에서 나오는 독소도 적어져 다이어트나 건강 개선 효과를 낸다는 것입니다. 간헐적 단식은 영국 BBC의 다큐멘터리 프로그램 진행자인 마이클 모슬리가 『간헐적 단식법』이라는 책을 집필하면서 널리 알려졌습니다.

첫째 준비단계(2~3일간)

㉠ 단식목적을 우선 세워야 합니다. 즉, 현재 자신이 앓고 있는 병의 증상에 대하여 하나씩 하나씩 구체적으로 써서 벽에 붙여놓고, 이번 요단식으로 이 병들을 완전히 치유해 보겠다는 명확한 목표를 세우는 것입니다. 또한 완치되었을 때의 건강한 자신의 모습을 그려보면서 '나는 꼭 해내겠다!' 라는 굳은 결심과 자신감을 가진다면 이미 90%는 성공한 셈이지요.

㉡ 감식에 들어가기 전에 준비와 연습을 잘해야 합니다. 단식은 감식과 본단식 그리고 복식에 각각 1주일을 소비하게 됩니다. 감식 전의 2~3일은 준비기간이며, 그 내용은 다음과 같습니다.

• 주위 분들이 요단식에 대한 부정적인 의견을 제시하지 않도록 사전에 협조를 구해야 합니다.
• 매일 속옷을 갈아입어야 하므로 미리 준비를 해두어야 합니다.
• 체조나 운동, 혹은 1만보 걷기 등 본인이 하기 쉬운 것을 선택하며, 매일 계속적으로 실천해야 합니다.
• 단 절식 중에는 요와 물(될 수 있으면 생수)을 많이 마셔야 하므로 사전에 연습을 잘해 두어야 합니다.

우선 아침의 첫 요는 물론이고 오전 중의 요는 전량 다 마시고, 오후 3시경에 1컵, 그리고 취침 30분전에 또 1컵을 음뇨하는 등, 요를 자주 마시는 연습을 해야 합니다. 동시에 음뇨와 음뇨 사이에 생수를 자주 마시는 연습도 해야 합니다. 또한 자극성 있는 음료수나 음식들은 될 수 있는 한 먹지 않도록 노력해야 합니다.

둘째 감식단계(7일간)

㉠ 본단식에 앞서 몸을 1주일에 걸쳐 서서히 길들여 가는 감식방법을 실시하는 것이 보다 합리적이고 무리가 없는 방법이라고 생각합니다. 그러므로 매일 모든 음식물(식사)의 양을 7분의 1씩 줄여가야 하겠습니다.

㉡ 일상생활을 종전대로 계속하여 몸을 많이 움직이도록 해야 합니다. 음식물을 줄이는 만큼 활동도 하지 않는다면 감식의 의미가 없다고 봅니다. 평상시와 마찬가지로 활동을 정상적으로 함으로써 감식의 효과가 더 나타날 것입니다.

㉢ 요와 생수를 계속해서 자주 마셔야 합니다. 공복감이 있을 때는 지체하지 말고 요나 생수를 조금씩(8분의 1컵 정도) 마십니다. 감식이 진행됨에 따라서 섭취하는 음식물의 양이 감소되고, 또 요와 생수로 배설이 많아지므로 점차 대변이 부드러워지게 되지요. 이런 배변상태가 어느 정도 지속되다

가 이윽고 대변이 나오지 않게 되며, 그 후에 숙변이 나오게 됩니다.

ⓔ 오줌 맛을 촉진시키는 운동과 요마사지 및 요습포로 몸속의 독소들을 배출시켜야 합니다. 단식을 하면 소화기계통을 비롯하여 온 몸이 깨끗해집니다. 그 효과를 높이기 위해서 단식 준비단계 때부터 매일 공복 시에 요를 마시는 것입니다. 마신 요가 장에 끼어 있는 변을 씻어서 밀어내는 한편 장 내부의 수없이 많은 주름 사이사이에 달라붙어 있는 숙변을 서서히 벗겨 냅니다.

여기서 숙변이 왜 몸에 해로운가를 똑똑히 알아야 합니다. 숙변은 장의 영양흡수 작용을 방해할 뿐 아니라, 숙변 속의 독소가 혈액 속으로 침투하여 체내에 흡수되면 머리가 무겁고, 어깨 통증, 피부가 거칠어지는 등등의 질환이 생긴다고 합니다.

그런데 사람에 따라서는 숙변의 배변작용이 원활하지 않기도 합니다. 변비증이 있는 사람의 장은 오랜 세월에 걸쳐 숙변이 끼어 장의 신축능력이 약화된 상태에 있습니다. 따라서 매일 아침, 혹은 취침 전에 다음과 같이 먼저 장의 활동을 도와줄 필요가 있다고 봅니다.

원활한 장 활동을 위해 우선 손가락 끝으로 천천히 배를 누릅니다. 손가락 끝이 보이지 않을 정도로 깊이 눌렀다가 원상태로 복귀시킵니다. 이렇게 배꼽 아래 부위를 눌렀다 떼었다 하면 얼마 후 변의를 느끼게 됩니다.

또한 다리를 굽혀서 배변하고 싶은 생각을 촉진시키는 운동을 합니다. 방법은 천정을 향해 누워 한쪽 무릎을 굽힙니다. 굽힌 무릎을 양손으로 강하게 배 쪽으로 당깁니다. 이 동작을 몇 번 반복하고 다리를 바꾸어서 또 합니다.

감식 중에는 배변을 하나의 목표로 삼아 아침의 스케줄을 세우고, 만약 변을 보고 싶은 마음이 생기면 참지 말고 즉시 그 어떤 일이 있더라도 우선 화장실로 달려가 완전히, 그리고 시원하게 다 나올 때까지 배변을 하는 것이 좋습니다.

감식을 하면 체내의 불필요한 물질은 변으로 배설됨과 동시에 피부로도 배설되는 것 같습니다. 따라서 감식에 들어가면, 매일 30분 정도 상반신을 벗고 대기욕(大氣浴, 대기 속에서 하는 목욕이라는 뜻으로, 바깥 공기 쐬는 일을 이르는 말)을 한 후에 요마사지를 하는 것이 좋습니다. 피부에 자극을 주면 피부내장반사라 하여 내장으로 그 자극이 파급되어 잠들어 있던 내장의 기능이 깨어난다고 합니다.

ⓜ 이발과 온수 목욕은 본단식이 시작되기 전에 감식단계에서 미리해 두는 것이 좋습니다. 그 이유는 식사가 중지되어 민감하게 된 신체에 지나치게 자극을 주게 되면 굉장한 부담

이 되기 때문입니다. 따라서 단식 중에 무리하게 온수 목욕을 하면 상당한 쇼크를 받게 된다고 합니다. 사소한 일 같지만, 겨울에 무심코 머리를 짧게 깎았다가 감기에 걸리는 것처럼 이발도 역시 자극이 강하기 때문에 단식 중에는 피하는 것이 좋습니다. 수염도 깎지 않으면 좋겠지만, 부득이한 경우에는 전기면도기로 살짝 하는 것을 권합니다.

ⓑ 감식단계부터 시작하여 본단식 단계가 다 끝난 후라도 2주일은 약·술·담배·부부관계를 금하는 것이 좋습니다.

ⓐ 비누·샴푸·린스·세제·치약·화장품 등을 사용하지 않습니다. 매일 요마사지를 1시간 반 동안 한 다음 찬물(또는 겨울철에는 미지근한 물)로 깨끗이 씻어 내기 때문에 때가 잘 끼지 않습니다. 머리도 매일 요마사지를 정성껏 하여 물로 잘 씻어 내기 때문에 비듬도, 때도 안 껴서 산뜻한 기분이 듭니다. 그리고 될 수 있는 한 칫솔질도 치약보다는 요로 하는 편이 훨씬 좋다고 생각합니다. 특히 세제로 빤 속옷은 피부에 해롭다고 하니 비누 또는 그냥 따뜻한 물로만 빨래하여 입는 것이 가장 이상적일 것입니다.

ⓞ 첨가물(착색제·표백제·방부제 등)이나 농약이 들어간 식품은 피해야 합니다. 단식으로 체내의 불순물을 말끔히 씻어 냈는데도 불구하고, 그러한 식품의 첨가물이나 농약으로 깨끗해진 몸을 오염시킨다면 무슨 소용이 있겠습니까. 또한

일단 깨끗해진 몸은 그런 자극성 물질에 보다 민감하게 반응할 수밖에 없습니다. 따라서 가능하면 가공되지 않은 자연식품을 사용해야 합니다.

ⓩ 감식단계의 마지막 날 밤에는 1주일간의 결과를 가만히 돌이켜보면서 부정적인 생각들을 완전히 털어 버리고 남은 1주일간의 본단식에 대비하는 것이 좋습니다.

셋째 본단식 단계(7일간)

요료법으로 병을 치료하는 데 있어서 환자의 병명은 알 필요도 없고, 따지지 않아도 된다고 생각합니다. 그 이유는 단지 단식과 음뇨 그리고 요마사지(요습포까지 포함해서)만으로 완치되기 때문입니다.

㉠ 환자를 치료함에 있어서 단식을 우선시 하는 이유는, 그 환자의 혈액을 맑고 깨끗하게 함으로써 체내를 원래의 건강한 자연상태로 만들어 나가며 또한 오랫동안 환자의 신체조직 내에 깊숙이 잠복해 있던 모든 나쁜 독소들이 해독되어 가는 과정이 되기 때문입니다.

㉡ 음뇨를 중요시 하는 이유는, 요를 마심으로써 환자의 고장난 호르몬 분비선과 오장육부 내의 장기들, 그리고 여러 세포조직들의 역할과 기능을 한층 더 높여주어 본래의 자

212

연적인 건강체질로 되돌려 놓게 하는 작용을 하는 데 있습니다.

ⓒ 피부에 요마사지와 요습포를 반드시 같이 해야 하는 이유는, 요단식 요법을 실시하고 있는 동안 치료 중의 환자에게 모든 피부를 통하여 오줌으로 영양을 보급한다는 본질적인 부분 때문입니다. 여기서 우리는 오줌이야말로 이 세상에 존재하는 가장 불가사의한, 그리고 가장 훌륭한 '피의 영양'이라는 것을 실감하게 됩니다.

본 단식 단계에서 지켜야 할 사항

• 아침 첫 요의 전량을 한 모금씩 천천히 마시도록 합니다.

• 본 단식에 들어가게 되면 본인의 요는 전부 음뇨하기 때문에 가족 중에서 건강한 사람의 요(가능하면 3~13세 아동의 요가 가장 좋다고 합니다)로 온 몸의 피부를 1시간에서 1시간 반 동안 요마사지 혹은 요습포를 합니다. 특히 머리, 얼굴, 귀, 목, 발은 정성을 들여 하도록 합니다. 저는 본단식 전에 미리 통을 7개 구해서 마사지용의 요를 충분히 받아 놓았습니다.

• 음뇨와 음뇨 사이에 생수를 조금씩 자주 마십니다.

• 대변(숙변)을 본 다음에는 반드시 항문의 안팎과 음부 주변을 요로 깨끗이 씻는 습관을 들입니다.

- 하루 종일 나오는 요(밤에 자다가 누는 요까지 포함해서) 전량을 그 즉시에 조금씩 천천히 다 마십니다.
- 매일 아침에 나오는 깨끗한 요로 그 즉시 눈과 코를 잘 세척합니다.
- 속옷은 매일 갈아입습니다.
- 환자가 사회생활을 하고, 병이 그다지 악화된 상태가 아닐 경우는 일상적인 출근이나 일을 중단하지 말고 평상시와 같이 계속하면서 요단식을 할 수 있습니다. 그러자면 매일 아침에 요마사지를 충분히 시간을 들여 꼭 하는 것이 필수입니다.
- 하루에 적어도 4km 이상, 가능하면 7km 정도 걷거나 혹은 간단한 운동을 하면서 몸을 움직입니다.
- 취침 전에 음뇨한 후 약 30분 정도 있다가 요로 칫솔질을 하고 잡니다.
- 요단식 중에는 물론이고 복식 5일째까지는 염분 섭취를 하지 않도록 합니다.
- 요단식을 하면 지금까지 없었던 증상들이 나타날 것입니다. 흔히 볼 수 있는 예와 그 증상에 대처하는 방법은 다음과 같습니다.
  - 설태(舌苔)라고 하여 혀에 하얗게 이끼가 발생하거나, 혀가 굳는 듯한 느낌이 있습니다. 이러한 증상은 위장 계통

에 무리가 있었다는 증거이므로 그대로 두면 저질로 없어집니다.

− 입술과 혀끝이 거칠어지거나 불에 덴 것처럼 틉니다. 이 역시 위장 계통이 약화되어 있었기 때문입니다. 입술이 트면 때로는 통증을 느끼게 됩니다. 그때 물을 조금씩 마시면 자연히 치유됩니다. 물을 약간 과하다 싶을 정도로 많이 마시는 것이 좋습니다.

− 구토증(嘔吐症)이 생깁니다. 구토증의 원인은 뱃속의 가스가 위를 밀어 올리기 때문입니다. 이 증상이 있을 때 당황하거나, 불안해 하면 그 심리적인 스트레스에 의해서 고통이 더 심해진다고 합니다. 침착하게 배를 손으로 눌러 가스가 찼는지 확인하고 가스를 배출시킵니다. 그래도 구토증이 계속될 때는 다른 사람에게 부탁하여 흉추 5번과 요추 1, 2, 3번을 1분에 20회 정도의 속도로 약 1∼2분간 가볍게 두드립니다. 그동안 천천히 숨을 토해 냅니다. 대부분의 경우 상쾌해진다고 합니다.

요단식 5일째쯤 되면 아무리 노력해도 요를 더는 마실 수 없을 정도가 됩니다. 왜냐하면 지금까지 전혀 느껴보지 못했던 이상한 독한 맛이 나기 때문입니다. 그 요를 입안에 넣고 삼키는 순간 전부 토하고 맙니다. 그러나 절대로 놀라지 말아야 합니다.

2일간 토하면 또 마시는 방식으로 몇 번 반복하면서 이 난관을 극복하게 되면, 나중에는 그 맛에도 익숙해져서 음뇨를 계속할 수 있게 됩니다.

권태감, 탈력감, 현기증이 발생하면 '마음이 해이해졌구나, 마음을 다 잡아 진정한 나로 돌아가면 금방 괜찮아질 거야!' 라고 생각하면서 산책이나 가벼운 운동을 하면 깜짝 놀랄 만큼 기분이 좋아집니다. 그렇게 해도 좀처럼 좋아지지 않을 때는 '모관운동' 즉, 천정을 향해 누워서 무릎을 세우고 팔과 다리를 수직으로 들어 올린 후 손과 발에 힘을 풀고 가볍게 진동시킵니다. 2~3분 정도 지속하다가 팔다리를 들고 있기 힘들어지면 몸을 바닥에 내려놓고 휴식을 취하는 운동을 합니다. 이때 몸은 방바닥에 붙인 상태에서 움직이지 않습니다. 손끝이 희게 될 때까지 계속합니다.

생활습관으로 인한 신체의 왜곡이나, 과거에 아팠던 부위가 다시 나타나기도 합니다. 즉 호전반응이 일어납니다. 예를 들어 등뼈나 허리뼈가 굽었던 사람은 등에 통증이 오기도 하고, 요통이 발생하기도 합니다. 또 옛날에 앓았던 병이나 부상이 마치 재발된 것처럼 다시 아파지기도 합니다. 그때는 혼자서 그 호전반응의 통증을 임시적으로 멈출 수 있는 방법이 있습니다. '손바닥 요법' 이라 하는데 호전반응이 나타난 부위에 손바닥을 30분 정도 대놓기만 하면 통증이 가라앉습니다. 이때 주사나 약은 절대로 쓰지 않는 것이 좋으며, 요단식 중에 나타나는 증상은 정도의 차이는 있으나 그 어떤 약물의 사용 없이도 반드시 치유됩니다.

한번의 요단식으로 병이 완치되지 않아도 절대로 실망하지 말고, 복식한 후 며칠 쉬었다가 2차, 3차 시행하는 방식으로 착실히 요단식을 하다 보면 어느덧 모든 병이 완치되어 완전한 건강을 되찾게 될 것입니다.

모든 질병(암까지 포함해서)들이 그 어떠한 약물 사용 없이도 반드시 치유된다는 사실을 생각할 때 요료법은 그 만한 값어치가 있다고 생각합니다. 실제로 음뇨와 요마사지(요습포도 포함)에 의한 단식을 해 본 대다수의 사람들이 굉장한 자연치유력에 감탄과 기쁨을 금할 수 없다고 합니다.

넷째 복식단계(9일간)

7일간의 본단식이 끝나면 복식을 하게 됩니다. 대부분의 사람들은 본단식의 종료와 함께 요단식 요법의 모든 과정이 끝났다고 생각하지만, 실은 이제부터가 진짜 요단식이라고 해도 과언이 아니라고 봅니다.

9일간의 복식을 잘하느냐, 못하느냐에 따라서 지금까지의 준비단계, 감식단계, 본단식단계의 성과가 결정되기 때문입니다. 문제는 막 단식을 끝낸 신체에 음식이 들어가게 되면 갑자기 공복감이 더해져서 아무리 조심한다고 해도, 자기도 모르게 음식물에 손을 뻗게 됩니다. 그래서 억지로라도 다식증(식욕이 병적으로 높아져서 음식을 아무리 먹어도 배부르지 아니하여 지나치게 많이 먹는 증상)을 참아낼 수 있는가, 혹은 그러지 못하는가 하는 것이 단식요법의 성공의 비결입니다.

공복감을 이겨내지 못하고 한꺼번에 많이 먹게 되면, 단식요법을 하기 전의 건강상태보다 더 나빠지기 때문에 그 점을 각별히 주의해야 합니다. 여기서 자칫 잘못하면, 죽음을 초래하는 위험이 생길까 우려되므로 절대적인 주의가 필요합니다. 왜냐하면 급격히 많은 음식물을 신체에 집어넣게 되면 장벽이 마를 대로 말라 있기 때문에 음식물이 관형태로 된 소화기에 걸려서 역류하며 구토가 나오거나, 혹은 일정한 부분이 막혀 버릴 염려가 있기 때문입니다. 그렇게 되면 호흡이 곤란해져서 졸도하거나 심할 때는 사경을 헤맬 수도 있습니다. 그래서 복식을 특히 주의해서 잘해야 합니다.

복식 메뉴표

복식 메뉴표는 대략 다음과 같습니다. 가능하면 아침식사는 하지 말고 점심과 저녁의 2식을 먹는 것이 좋습니다.

1일째 : 아침식사 대신에 기상 후 첫 요와 오전 중의 요 전량을 마십니다.

점심과 저녁식사는 모두 보통식의 1/9을 먹습니다. 미음(가장 좋은 것은 현미미음)을 컵으로 7부 정도 먹습니다. 소금 등 일체 조미료는 사용하지 않습니다. 한 입에 마실 수 있을 정도의 적은 양이지만 결코 단숨에 마셔서는 안 됩니다. 작은 숟가락으로 떠서 한 입 한 입 꼭꼭 씹어서 먹습니다. 타액과 충분히 혼합되어 은근한 감미가 입안에 가득 퍼질 때까지 입에서 70회는 씹도록 노력합니다.

식욕이 없어서 미음을 먹기가 힘든 경우도 있습니다. 그런 경우에는 거즈로 거른 사과즙을 1/3컵 정도 미음 먹듯이 한 입 한 입 꼭꼭 씹어서 먹습니다.

음뇨와 요마사지 및 요습포는 복식 때도 종전대로 계속 실시합니다.

물(생수)을 음뇨와 음뇨 사이에 조금(1/8컵 정도)씩 자주 마십니다.

목욕은 요마사지로 대신하며, 마지막에 씻는 물은 찬물(겨울에만 미지근한 물)로 하되 비누, 샴푸, 린스 등은 일체 사용하지 않습니다.

2일째 : 아침식사는 첫 요와 오전 중에 나오는 요의 전량을 마시는 것으로 대신합니다.

점심과 저녁식사는 모두 보통 양의 2/9정도 먹습니다. 미음 (될 수 있는 한 현미미음)을 밥공기로 가볍게 하나 먹습니다. 첫째 날과 같은 방법으로 한 입씩 꼭꼭 씹어 먹습니다. 절대로 소금이나 조미료로 간을 하지 않습니다. 매실 1개를 조금씩 잘 씹어 먹습니다.

요마사지와 요습포를 1시간에서 1시간 반 정도 정성껏 실시함으로써 부족한 영양을 보충해 줍니다.

오후의 음뇨는 오후 3시에 1컵, 취침 30분 전에 1컵을 마십니다.

물은 조금(1/8컵)씩 자주 마십니다.

3일째 : 아침식사는 첫 요와 오전 중에 나오는 요의 전량을 마시는 것으로 대신합니다.

점심과 저녁식사는 모두 보통식의 3/9만큼 합니다. 밥알이 섞인 미음을 밥공기로 하나 정도, 한 숟가락씩 잘 씹어 먹습니다. 매실 1개를 조금씩 잘 씹어 먹습니다. 오이 또는 토마토를 1~2조각을 잘 씹어 먹되, 아직 염분을 취하지 않습니다.

이제부터 채소를 먹는 연습을 하게 되는데 70회 이상 잘 씹어서 먹도록 노력합니다.

요마사지와 요습포를 1시간에서 1시간 반 정도 함으로써 부족한 영양을 피부를 통해서 보충합니다.

오후의 음뇨는 오후 3시에 1컵, 취침 30분 전에 1컵을 마십니다.

물은 조금(1/8컵)씩 자주 마십니다.

4일째 : 아침식사는 첫 요와 오전 중에 나오는 요의 전량을 마시는 것으로 대신합니다.

점심과 저녁식사는 모두 보통식의 4/9만큼 합니다. 죽(현미죽이 좋음)을 공기로 1/2~2/3정도 먹습니다. 방법은 복식 첫째 날처럼 한 입씩 잘 씹어 먹습니다. 아직도 염분을 피해야 합니다. 매실 1개를 잘 씹어 먹습니다. 멸치를 4마리(작은 것) 먹습니다. 멸치는 작고 염분이 강하지 않으며, 배쪽으로 굽은 것을 골라 먹습니다. 등쪽으로 굽은 멸치는 오래 되어 내장속의 가스 압력에 의해서 굽은 것이기 때문에 배쪽으로 굽은 것이 좋으며, 완전히 부서질 때까지 잘 씹어서 먹습니다.

시금치 또는 양배추를 잘게 저며서 국수의 고명정도(약간)의 양을 잘 씹어 먹되, 양념을 일체 하지 않은 것을 먹습니다. 맑은 된장국(양념하기 전의 것)을 공기로 1/4정도 먹습니다. 이때 염분이 없는 맑은 된장국의 진미를 알게 됩니다.

요마사지와 요습포를 1시간에서 1시간 반 정도 함으로써 부족한 영양을 피부를 통해서 보충합니다.

　오후의 음뇨는 오후 3시에 1컵, 취침 30분 전에 1컵을 마십니다.

　물은 조금(1/8컵)씩 자주 마십니다.

**5일째 : 아침식사는 첫 요와 오전 중에 나오는 요의 전량을 마시는
　　　　것으로 대신합니다.**

　점심과 저녁식사는 모두 보통식의 1/2 정도의 양을 먹습니다. 부드러운 밥 1/2공기를 70회 이상 씹어 먹습니다. 매실 1개를 잘 씹어 먹습니다. 작은 멸치 5~6마리를 꼭꼭 씹어서 먹습니다. 맑은 된장국을 1/3 정도 먹습니다. 찬 두부를 주사위 크기로 2개 먹습니다. 시금치, 양배추 등의 채소를 4일째 양보다 1.5배 정도 양념 없이 잘 씹어서 먹습니다.

　요마사지와 요습포를 1시간에서 1시간 반 동안 함으로써 부족한 영양을 피부를 통해서 보충합니다.

　오후의 음뇨는 오후 3시에 1컵, 취침 30분 전에 1컵을 마십니다.

　물은 조금(1/8컵)씩 자주 마십니다.

6일째 : 아침식사는 첫 요와 오전 중에 나오는 요의 전량을 마시는 것으로 대신합니다.

점심과 저녁식사는 모두 보통식의 6/9 정도 먹습니다. 밥을 2/3 공기 정도 70회 이상 잘 씹어 먹습니다. 매실 1개를 잘 씹어 먹습니다. 채소를 작은 접시로 하나 분량 잘 씹어 먹습니다. 맑은 된장국을 1/3 공기 정도 먹습니다. 흰살 생선을 몸통 부분으로 작은 숟가락 크기로 2~3조각 먹습니다. 흰살 생선에는 가자미, 도미, 넙치, 명태, 보리멸 등이 속하며 타지 않도록 구워서 먹는 것이 좋습니다.

요마사지와 요습포를 1시간에서 1시간 반 동안 함으로써 부족한 영양을 피부를 통해서 보충합니다.

오후의 음뇨는 오후 3시에 1컵, 취침 30분 전에 1컵을 마십니다.

물은 조금(1/8컵)씩 자주 마십니다.

7일째 : 아침식사는 첫 요와 오전 중에 나오는 요의 전량을 마시는 것으로 대신합니다.

점심과 저녁식사는 모두 보통식의 7/9 정도 먹습니다. 밥을 공기로 하나 정도 잘 씹어 먹습니다. 채소를 작은 접시로 하나 정도 잘 씹어 먹습니다. 맑은 된장국을 1/2 공기 정도 먹습니다. 3cm 크기의 흰살 생선을 타지 않을 정도로 구워서 먹습니다. 물을 섞어 2배로 묽게 한 우유를 1/3컵 정도 조금씩 천천히 마십니다.

요마사지와 요습포를 1시간에서 1시간 반 동안 함으로써 부족한 영양을 피부를 통해서 보충합니다.

오후의 음뇨는 오후 3시에 1컵, 취침 30분 전에 1컵을 마십니다.

물은 조금(1/8컵)씩 자주 마십니다.

8일째 : 아침식사는 첫 요와 오전 중에 나오는 요의 전량을 마시는 것으로 대신합니다.

점심과 저녁식사는 모두 보통식의 8할 정도를 70회 이상 잘 씹어 먹습니다. 밥은 이날부터 8할 정도만 먹는 습관을 들입니다. 부식물은 붉은 살 생선, 고기, 계란 이외의 무엇을 먹어도 좋지만, 가능한 소화가 잘 되고 식품첨가제가 들어가지 않은 신선한 자연식품을 선택합니다. 맛을 내기 위해 식염을 사용해도 좋다고 하지만 하루에 귀이개로 하나를 넘기지 않도록 합니다. 어제(7일째)까지는 식염을 섭취하지 않아도 멸치나 물고기에 함유된 염분으로 하루에 1g정도는 섭취한 셈입니다. 설탕, 특히 백설탕은 몸속의 비타민과 칼슘을 소모시키므로 절대로 피해야 합니다. 단 것, 짠 것, 매운 것을 가능하면 조금만 먹도록 조심합니다. 만약 부득이 섭취해야 할 경우는 흰소금과 백설탕은 철저히 피하고, 자연소금(막소금)과 자연설탕(흑설탕)만을 사용하도록 합니다. 식초를 넣어 맛을 내면 염분이 적어도 비위가 상하지 않고, 재료가 가진 본래의 맛을 살릴 수 있습니다.

요마사지와 요습포를 1시간에서 1시간 반 동안 함으로써 부족한 영양을 피부를 통해서 보충합니다.

오후의 음뇨는 오후 3시에 1컵, 취침 30분 전에 1컵을 마십니다.

물은 조금(1/8컵)씩 자주 마십니다.

9일째 이후 : 오늘부터는 아침, 점심, 저녁의 3끼 식사를 보통식의 8할 정도로 70회 이상 잘 씹어서 먹습니다.

오늘부터는 육류, 붉은 살 생선, 계란을 먹을 수 있습니다만 가능하면 남은 1주일간 참는 것이 좋습니다. 부득이 먹고 싶을 때도 채소를 먹을 때처럼 극히 소량씩 먹도록 합니다. 복식 페이스는 9일로써 보통식의 8할이 되도록 프로그램이 짜여 있으나 가능하면 서서히 복식하는 것이 좋습니다. 20일 정도 복식을 계속하는 것이 바람직합니다. 그렇게 하면 보통복식으로 돌아간 뒤에도 식습관이나 양을 조절하기 쉽습니다.

음뇨는 아침 첫 오줌과 취침 30분 전에 1컵, 그리고 밤중에 오줌을 누고 싶을 때 1컵을 조금씩 서서히 마십니다.

요마사지와 요습포는 운동이 끝난 다음, 1시간에서 1시간 반 동안 평상시와 같이 합니다.

물은 단식 때처럼 많은 양은 아니지만 자주 마시며, 특히 식사 때에는 반드시 1컵 정도의 물을 꼭 마십니다.

다섯째 단식요법이 끝난(복식기간 완료) 후

이제부터는 자신이 먹던대로 평상시의 식사를 하게 되지만 단식을 하기 전 식사량의 절반 정도로 감소해야 합니다. 왜냐하면 오늘날의 주된 질병원인은 과식으로 기인하기 때문입니다. 그러므로 단식 요료법에서 복식 후의 식사량은 될 수 있으면 줄여서 꼭꼭 잘 씹어 침과 완전히 혼합하여 걸쭉하게 된 다음에 삼키도록 합니다.

복식이 끝난 후 절대적으로 준수해야 할 사항은 다음과 같습니다.

• 몸에 해로운 식품이나 극단적인 자극성 식품을 피하고 참다운 활력이 되는 건강한 식품들을 섭취하며, 절대로 과식하지 않도록 합니다.

- 영양의 균형이 잘 잡힌 식사를 하도록 합니다.
- 심한 운동이나 한꺼번에 많은 운동은 피하고, 매일 신체의 모든 부분을 활동시키는 것이 중요합니다. 특히 좌우의 균형을 맞추어 움직이는 데 신경을 쓰도록 합니다.
- 복식 후 2~3개월은 부부관계를 하지 않는 것이 좋습니다.
- 마음을 편하게 가지는 것이 중요합니다. 불안, 의심, 초조, 노여움, 질투, 탐욕 등에 빠지는 일이 없도록 힘쓰며, 스트레스가 쌓이지 않도록 노력합니다.
- 대인관계를 잘 유지하도록 힘씁니다. 그러기 위해서는 상대방의 입장을 이해하면서 자기의 주체성을 유지하도록 하며, 특히 '말'을 소중하고 조심스럽게 하도록 힘씁니다.

이상과 같이 저의 5년 3개월 동안의 요료법 실천과정과 경험들을 말씀드렸습니다. 저는 현재 매일 요를 취침 30분 전에 1컵, 자다가 밤중에 일어나서(오전 1시반경) 또 1컵, 그리고 새벽에 기상하자마자 2컵을 마시고 약 1시간 후에 대변을 보는데, 그때마다 전날에 먹었던 음식들 가운데 영양분은 다 혈액으로 흡수되고, 찌꺼기와 숙변들이 수용성이 강한 오줌의 힘에 의해서 단번에 확 배출되기 때문에 변기에 오래 앉아서 힘주지 않아도 됩니다. 그러므로 항문에 무리가 생기지 않고 쾌변이 나오며, 기분이 매우 상쾌해집니다.

이렇게 날마다 쾌변이 지속되다 보니, 자연히 음식 맛이 좋아져서 식사 때마다 편식 없이 쾌식하게 되고, 이에 따라 즐겁게 활동하고 몸을 움직일 수 있는 쾌동이 가능해집니다. 또한 취침 전에 하는 1컵의 음료 덕분에 저녁식사를 잘 소화시켜 완전 쾌변을 할 수 있게 해주므로 아침에 일어날 때마다 몸이 가뿐합니다. 이와 같이 사쾌(四快)의 진수를 터득하게 되면, 이것이야말로 건강과 장수의 비결이 된다고 봅니다.

제가 직접 상당한 기간 동안 요료법을 실천하는 과정을 통해서 얻은 교훈 몇 가지를 말씀드리면서 이 글을 마칠까 합니다.

요료법의 효과를 보려면 무엇보다 선행되어야 할 것은 오줌은 절대로 더럽지 않다는 것을 철저히 인식해야 합니다. 오줌은 음식물의 영양소들이 장에서 피로 흡수되어 다른 유효한 호르몬들과 혼합되어 전신을 순환하여 신장에 이르러 여과되어 나온 혈청이라고 알고 있습니다. 즉, 상수도에 해당하는 매우 깨끗하고 유효한 물질이기 때문에 대변과는 나오는 계통이 완전히 다르다고 봅니다.

대변은 음식물의 영양소가 피로 흡수되고 남은 찌꺼기와 대장균 등 기생충, 그리고 노폐물들이 섞인 오물이기 때문에 더러우며, 하수도에 해당된다고 봅니다.

이러한 기초적인 상식조차도 정확히 알려고 하지 않고 덮어놓고 "오줌은 노폐물이며 찌꺼기다, 더럽다, 균이 섞여 해롭다."라고 하면서 "병을 고치고 싶다, 건강해지고 싶다, 그러나 오줌만큼은 죽어도 못 마시겠다."는 어리석은 말을 하는 분들이 적지 않습니다.

오줌은 절대로 몸에 해롭지 않다는 것을 확신할 필요가 있다고 봅니다. 마음이 확고하지 못하다 보니, 호전반응이 나타났을 때 동요하거나 의구심이 챙겨 중단하는 분들이 있습니다.

자기 병에는 반드시 자신의 오줌을 마셔야 하며, 요마사지와 요습포에는 자기 오줌이 부족할 경우 건강한 타인의 오줌도 상관없다는 것을 인지하고, 마사지용 오줌을 충분히 준비하는 것이 좋습니다. 3~13세의 건강한 어린이의 오줌이 좋다는 것은, 수면 중에 뇌 속에서 송과선(松果泉)이라는 분비선이 '멜라토닌'＊이라는 불로장수제 호르몬을 성장기에 있는 이 연령에서 가장 많이 분비하기 때문이며, 이 유효 호르몬이 오줌 속에 적지 않고 포함되어 있기 때문입니다.

오줌은 치료와 예방의 두 가지 역할을 동시에 하기 때문에 하루 세끼를 챙겨 먹듯 매일, 그리고 일생동안 요료법을 하는 것을 철칙으로 삼아야 한다고 봅니다. 약국에서 판매하는 약(화학약제)

＊멜라토닌 : 잠을 유도하는 것으로 알려진 물질. 1958년 예일대학교의 에어런 B. 러너가 다른 연구원들과 함께 발견했습니다. 멜라토닌은 사람과 포유류·조류·파충류·양서류 등에서 생성됩니다. 멜라토닌 생성은 나이와 시간에 따라 변하는데, 밤에 훨씬 많이 생성되고 낮에 덜 생성되며, 7세 이하의 어린이에게서 훨씬 더 많이 만들어지고 성인기에는 적게 만들어집니다.

은 치료약과 예방약이 완전히 다르며, 이것을 지속적으로 복용하게 되면, 약물 중독상태에 빠지게 되고, 자신의 생명만 단축시킬 뿐입니다.

동의보감에 적혀 있는 글을 소개하겠습니다.

"고인이 이르되 '한량약을 먹어서 백에 하나 살기 어렵고, 오줌(동자뇨)을 생음하여서 만에 하나도 죽지 않는다.' 라고 하였는데, 이것이 불변의 명언이다."

건강한 가정을 이루려면 요료법의 실천을 가훈으로 삼아야 한다고 봅니다. 몸을 둘러싸고 있는 피부뿐만 아니라 몸 안(점막 상피질로 된 구강, 식도, 위, 내장, 항문)까지 깨끗한 오줌으로 매일 세척할 수 있는 비법을 완전히 터득하고 계시는 MCL회원님들이야말로 이 세상에서 가장 깨끗하고 행복한 분들이라고 말할 수 있습니다.

요료법을 굳게 믿는 마음자세, 즉 오줌에 대한 신념이란, 다른 모든 신념에 앞서는 철저한 것이어야 합니다. 신념을 배반하기도 하고, 종교의 신념을 저버리고 개종할 수는 있을지 몰라도, 지병을 고치겠다고 요료법을 시작했다가 효과가 나타나지 않는다고 성급하게 생각한 나머지 오줌에 대한 신념을 중도에서 저버린다는 것은 병이 점점 더 빨리 악화되어 간다는 것을 의미하며, 이것이 곧바로 '죽음'을 재촉하는 어리석은 짓이 된다는 것을 인식해야 합니다.

모든 지병은 오랜 기간에 걸쳐 축적된 것이므로 치료도 그 기간만큼 시일이 걸려야 한다는 생각을 가지고 요료법에 매진해야 합니다. 그래야만 지병의 뿌리까지 완전히 고칠 수 있지 않을까요? 이것이 주사나 강한 항생제로 병을 일시적으로 잠시 눌러놓는 깜짝 치료방법과 자연요법인 요료법에 의한 치료방법과의 근본적인 차이점이 아닌가 하고 생각됩니다.

따라서 요료법을 착실하게 실천하려면, 오줌에 대한 확고한 신념과 함께 모든 지병들이 완치될 때까지 음뇨와 요마사지를 절대로 그만 두지 말고, 일생동안 꾸준히 계속하겠다는 강한 의지와 인내심이 필요합니다.

모든 병에는 두 가지 원인이 있다고 생각합니다. 하나는 위생관리를 잘못해서 생긴 병균에 의한 것이고, 또 하나는 정신상태, 즉 스트레스(몸에 해로운 정신적 자극에 의한 반응)에 의해서 생기는 신경성 질환입니다. 그와 마찬가지로 치료를 할 때에도 약 처방만으로는 절대로 완치되지 않는다고 봅니다. 치료에 임하는 환자 자신의 정신자세가 치료의 성과를 좌우합니다. 따라서 같은 약이라도 그것을 먹고 병이 빨리 낫는가, 그렇지 못하는가는 우선 환자 자신이 '이 약을 먹으면 병이 꼭 낫는다.'라는 확고한 믿음, 즉 정신상태가 매우 중요한 요소입니다.

한 가지 예를 들겠습니다. 하루는 밤중에 갑자기 환자가 생겨서 의사에게 연락했으나 기다리는 시간이 너무 길었던 모양입니다. 그래서 환자가 아파서 죽겠다고 야단치기에 정신적인 진정이라도 시켜보려고 벽의 횟가루를 약간 긁어서 흰 종이에 싸서 '마침 가지고 있는 진통제 가루가 이것 밖에 없는데, 먹고 의사가 올 때까지라도 참아보라.' 며 주었더니 그것을 먹고 진통되었다는 사례가 있습니다.

물론 횟가루를 진통제라고 한 것은 잘못이지만, 거짓말도 미덕이 될 때가 있지 않습니까? 그 환자가 진짜 진통제라고 믿고 '이것을 마시면 반드시 진통된다.' 라는 믿음(정신상태)의 힘에 의해서 일시적으로나마 진통된 것이 아닌가 하고 생각합니다.

저는 여기서 오줌이 아무리 좋고, 만병을 다 고친다고 해도, 그런 영약과도 같은 오줌을 사용하는 환자자체의 마음상태가 어떠한가에 따라 효력이 더 큰가, 혹은 그렇지 못 하는가가 결정된다는 교훈을 얻었습니다.

그러므로 병의 치료와 예방을 위해서, 매일 음뇨와 요마사지를 하고 있다는 것을 '당연한 것' 으로 '자랑' 으로 생각하고, '안색이 좋다! 어떤 치료를 하는가!' 라고 누군가 물으면, 떳떳하게 요료법을 한다고 소개해 주는 것이 옳습니다. 그렇지 않고 부끄러워하거나, 숨기거나, 익명으로 MCL연구회에 보고한다는 것은 아직도 오줌에 대한 의구심과 믿음이 없다는 것을 의미합니다.

이런 마음가짐으로는 아무리 오줌이 좋다고 해도 오줌의 효과를 최대한 발휘시킬 수 없습니다. 요료법으로 모든 분들이 건강한 삶을 영위하시기를 기원합니다.

Miracle
Urine Therapy

제 7 장

전 세계 유명인들이
실천하는 요료법

미국의 건강, 의료 매체 프리벤션닷컴이 소개한 오줌으로 알 수 있는 건강상태 - 1

미국의 건강, 의료 매체인 프리벤션닷컴(prevention.com)이 오줌에 나타나는 변화는 우리 몸에서 일어나고 있는 질병을 예측하는 단서가 된다며 소변으로 알 수 있는 건강상태를 소개했습니다.

◆ 색깔이 너무 노랗다 - 건강한 사람의 소변은 투명하거나 엷은 황갈색이다. 과음을 하거나 과로한 경우에는 짙은 황갈색의 오줌이 나오지만 이는 병적인 상태는 아니다. 소변이 짙은 황색을 띠고 눈동자가 노랗다면 황달이 있을 수 있다. 검은색 소변은 흑색종과 같은 암에서 나타난다.

◆ 단 냄새가 난다 - 소변에서 단 냄새가 나면 당분이 많이 들어간 달콤한 음식이 원인이 됐을 것이라고 생각하기 쉽다. 하지만 단 음식과 소변의 단 냄새는 별다른 상관이 없다. 전문가들은 "소변의 단 냄새는 당뇨를 진단하는 중요한 근거 중 하나"라고 말한다.

◆ 선명하지 않고 뿌옇다 - 소변은 맑거나 엷은 황갈색을 띠어야 한다. 만약 불투명하고 뿌옇다면 요로 감염증을 일으키는 세균이 원인일 수 있다. 혼탁한 소변은 세균 및 세균과 싸운 백혈구의 분비가 원인이다. 배뇨 시 통증이 동반되거나 화장실 가는 횟수가 잦으면 감염증일 확률이 높으나 이러한 증상이 없더라도 소변이 뿌옇다면 감염증을 의심해 볼 수 있다.

전 세계에 전파된 요료법 :
중국대륙 동북부와 멕시코 강연회

　자기 오줌이 모든 병을 예방하고 치료효과에도 좋다는 것은 많은 체험자들로부터 확인할 수 있습니다. 오줌 안에 있는 신체의 병변 정보가 들어 있는 미량물질을 감지하는 센서세포가 우리 몸에 있을 것이라는 이론이 있었고, 이를 입증할 수 있는 연구가 진행되면서 요료법을 실천하는 사람들이 세계 각국에서 늘고 있습니다. 요료법에 대한 세계적 관심을 보여줄 수 있는 나까오 원장의 해외순방기를 싣습니다.

중국 강연회
　홍콩에서 중국대륙으로 들어가 상해, 소주, 남경, 합비, 황산 등을 방문했을 때 각 도시에 요료법이 보급되어서 사람들이 효과를 보고 감사히 여기고 있는 것에 정말 놀랐습니다. 중국에서는 병원이나 진료소 같은 시설이 일본처럼 많지 않습니다. 그래서 요료법처럼 누구나 쉽게 실천할 수 있고 병을 진단할 필요가 없는 건강요법에 대해서 감사히 생각하고 있었습니다.

이어서 구만주, 중국동북, 대련, 심양, 장춘, 북경으로 갔습니다. 대련에서는 수많은 청중의 환영을 받으며 강연회를 시작했습니다. 강연회가 약 2시간 정도 계속되었고 강연이 끝난 뒤 열정적인 질문도 받았습니다. 강연회에 모인 청중들은 국내 강연회보다 요료법을 비교적 잘 받아들였고 오줌에 대한 저항감도 별로 없어 보였습니다. 일본과 같이 의료보급이 철저하지 못한 이유도 있어서 대중들이 더 흥미를 느낀 것 같습니다.

대련에서 하루를 지내고 이튿날 아침 기차를 타고 심양, 구봉천으로 향했습니다. 약 4시간의 열차 여행은 급행열차를 탔지만 신칸센에 비하면 모든 면에서 떨어져서 이튿날 심양에서 장춘까지의 여정이 걱정되었습니다. 하지만 계획대로 강연장인 중의학원 요양소에 도착해서 모여 있던 학원교관, 요양자들에게 요료법 강연을 했습니다. 성황리에 강연을 마친 후 참석한 공산당위원들과 식사를 같이 하게 되었습니다. 그때 요료법 강의에 감명을 받은 공산당 간부 한 사람이 중국에 요료법연구소를 만들었으면 좋겠다는 의사를 나타내기도 했습니다.

다음날 이른 아침부터 열차에 몸을 실어 5시간 끝에 장춘에 도착했습니다. 마침 그곳에는 중국에서 개최하는 도서전시회가 열리고 있어서 요료법에 관한 인터뷰와 TV촬영을 하게 되었습니다. 그리고 강연장에 들어가니 수만 명의 군중이 모여들어 군대가 출동하여 경비를 볼 정도로 강연회장을 꽉 메웠습니다. 강연회가 끝난 후에는 저자 사인회가 이어졌습니다. 중국에서는 각 지방에 인쇄출판국이 있어서 허가된 책만이 판매되었고, 그 중 요료법 책이 번역되어 베스트셀러가 된 것이 뜻깊었습니다.

멕시코 강연회

중국 강연에 이어 멕시코에 있는 자연의료단체의 초청으로 중미 멕시코를 방문했습니다. 첫째 날은 샤이미챤 자연의학센터에서 강연회가 있었고, 다음날은 누크레오 라디오 N.R.M국과 라디오 밧다국에서 녹음을 한 후 멕시코 TV방송국에 출연하느라 식사시간도 챙길 수 없을 정도로 바빴습니다.

이후 자연의료단체의 요청으로 멕시코 사람들과 치료가들이 참석한 가운데 강연회를 개최했습니다. 뒤이어 하루에 2~3회의 강연회를 가졌고 마지막으로 유니버셜에서 1일 세미나를 실시했습니다. 그곳에서는 주로 시술자를 대상으로 강연회를 했고, 마지막에는 강연회 수강증을 수여했습니다.

또한 멕시코에서 약 200km 떨어진 케레타로시의 수도원에서도 강연회를 하고 열성적인 수녀나 일반신자에게 감명을 주는 것을 끝으로 멕시코의 강연회를 마쳤습니다.

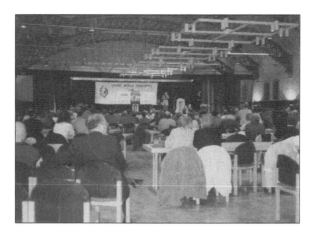

〈 멕시코 강연회 〉

요료법으로 유명한
미국 전 국무장관 헨리 키신저

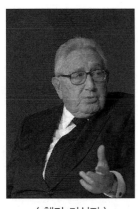

〈 헨리 키신저 〉

우리에게도 잘 알려져 있는 헨리 키신저(Henry Alfred Kissinger, 1922년생) 미국 전 국무장관은 20여 년간 하버드 대학에서 교수로 학생들에게 강의를 하다가 1973년에 미국의 제56대 국무장관으로 발탁되어 4년 동안 세계의 정치외교 무대를 화려하게 장식했던 사람입니다.

헨리 키신저는 국무장관 이외에도 다양한 활동을 해 오다가 2016년 12월 트럼프가 미국 대통령으로 당선된 직후 제일 먼저 귀빈 자격으로 중국의 시진핑과 왕이를 찾아간 사람입니다. 대중국 전략가인 키신저는 러시아와

손잡고 중국을 봉쇄하라고 트럼프 대통령에게 조언한 일화로 유명합니다.

키신저는 1969년 소련과의 군축회담을 성사시키는 데 중요한 역할을 하였고, 1972년에는 닉슨 대통령의 중국방문을 성사시켰으며, 이스라엘과 이집트 분쟁 그리고 베트남전쟁을 종식시킨 공로로 노벨평화상을 받았습니다. 이처럼 이스라엘과 이집트, 이스라엘과 아랍의 문제해결에도 능력을 발휘하였습니다. 그가 받은 상의 종류는 노벨상 외에도 수십 가지이며 저서도 수십 권에 이릅니다.

독일에서 태어난 미국의 유대계 정치인이자 매우 탁월한 외교적 지략가인 키신저는 현재 97세임에도 국내외에서 강연과 다양한 활동들을 계속하고 있습니다. 대중들은 노령임에도 불구하고 키신저의 지치지 않는 스태미너가 어디서 나오는 것인지 궁금하지 않을 수 없습니다. 대중들의 이러한 궁금증에 키신저는 오줌을 마신다고 밝혔습니다.

키신저는 오줌을 마시는 요료법을 하는 유명인사 중 한 명입니다. 세계적으로 저명한 사람이 오줌을 마신다고 하면 그 순간부터 이상한 사람이라고 평가절하하지는 않을까요? 키신저는 오줌을 먹은 건강요법인 요료법을 공개하고 인터넷에 사진까지 실었습니다.

요료법 실천가
인도 전 수상 모라르지 데사이

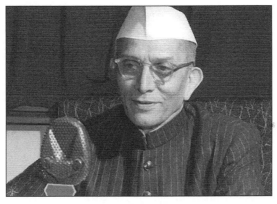

〈 데사이 인도 전 수상 〉

인도의 전 수상이었던 모라르지 데사이는 65세부터 30년 이상 매일 아침 오줌 한 잔을 마시면서 건강하게 살다가 99세에 임종했습니다. 젊은 시절에는 마하트마 간디와 함께 인도의 독립 운동을 추진하기도 했습니다. 인도의 독립 후에는 1977년에서 1979년까지 2년간 인도의 수상을 지냈습니다.

1975년에 뉴욕타임즈와 인터뷰 중 자신이 건강을 유지하는 건강비결은 요료법에 의한 것이라고 말해서 큰 화제가 됐습니다. 그 후 많은 사람들에게 요료법에 관해서 조언을 하는 등 요료법의 보급에 힘을 기울여 왔습니다. 특히 인도에서는 명상이나 요가를 하는 요기들에 의해 자신의 요를 마시는 요료법이 전승되고 있으며 민간에도 널리 보급되어 있다고 합니다.

요료법(療療法) 찬양자
데이비드 주브 박사

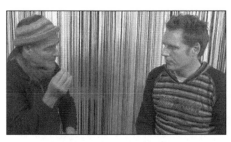
〈 데이비드 주브 박사(왼쪽) 〉

데이비드 주브는 오스트레일리아 대륙의 동남쪽에 위치한 태즈메이니아 섬 (Tasmania island)에서 태어났습니다. 미국 뉴욕대학교에서 생리학(Physiology) 박사 학위를 받은 주브 박사는 신경행동학적 생리학자(Neurobehavioral Physiologist)이고 현미경학자(顯微鏡學者: Microscopist)이며 혈액전문연구학자이고 영양학자입니다.

현재 세계의 저명한 자연주의자 중 한 사람인 주브 박사는 텔레비전쇼 '사람의 마음속에 우주가 있다(The Universe Inside Our

Mind)'는 프로그램을 진행하고 있습니다. Colloidal Biology(교질생물학)의 창시자이기도 하며 스쿠버다이빙과 등산과 요가를 즐기면서 뉴욕시 맨해튼 남동부에 있는 이스트빌리지에 거주하고 있습니다.

주브 박사는 인터뷰에서 "나는 절대적으로 나의 오줌에 의지하며 생활하고 있다."고 공개적으로 말하며 하루에도 몇 차례 자기의 오줌을 마십니다. 또한 요단식을 실행하여 오줌을 재생이용(recycling)할 경우 인체 내 세포들의 환경을 재창조해 줄 수 있다고 했습니다.

요료법은 우리 체내에 산소와 탄소의 함량을 증가시켜줌으로써 글루코스와 아미노산의 흡수를 증가시켜 준다고 말했습니다. 또한 오줌을 마심으로써 생명력 있는 영양을 섭취하게 돼 NAD와 NADH를 생성시켜 신체조직의 기능을 활성화시켜 주고 향상시켜 준다고 합니다. 효소는 영양분을 물과 에너지(energy)로 변환시킵니다.

주브 박사는 신체에 질병이 발생하면 혈액 성분과 오줌 성분이 변하는데 그 이유는 신체에 질병이 발생할 경우 모종의 중요한 영양성분은 필요한 세포나 조직이나 기관에 배달되기 전에 신장에 의하여 여과되어 버리기 때문이라고 합니다.

이와 같이 배설된 중요한 영양분을 함유한 오줌을 재음용할 경우 신체의 조직이나 기관에서 다시 사용할 수 있는 기회를 한

번 더 주는 것이 요료법이라고 말했습니다. 오줌을 마심으로 해서 오줌 속에 함유되어 있는 중요한 성분들은 담즙과 간효소들에 의하여 재사용됩니다. 요료법을 실시함으로써 재흡수된 영양분들은 지방과 단백질과 탄수화물을 소화시켜 준다고 주브 박사는 말했습니다.

마돈나, 실비아 챈들러, 사라 마일스, 마르케스의 요료법 경험

해외 유명스타들도 자신의 건강을 유지하기 위하여 요료법을 실천하고 있습니다.

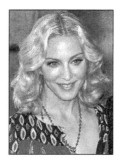

〈 마돈나 〉

미국의 유명한 가수이자 영화배우인 마돈나는 다음과 같이 말했습니다. "I pee on my feet to help cure my athlete foot."(나는 무좀을 치료하기 위하여 발에 오줌을 바릅니다.) '팝의 여왕'이라 불리는 마돈나는 토크쇼 호스트인 데이비드 레터먼과 인터뷰에서 발의 무좀을 치료하기 위하여 오줌을 발에 발랐다고 말했습니다.

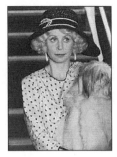

〈 사라 마일스 〉

영국 출신의 여배우인 사라 마일스 (Sarah Miles)는 2012년에 30년 이상을 자신의 오줌을 마시고 있다고 말했습니다. 요료법으로 알러지를 비롯한 기타 여러 가지 질병이 치유되었으며 다양한 방식으로 건강을 향상시킬 수 있다고 밝혔습니다. 사라 마일스가 출연한 영화로는 '하인' '욕망' '라이언의 딸' 등이 있습니다.

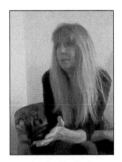

〈 실비아 챈들러 〉

대체요법과 요료법에 대하여 TV인터뷰를 진행하는 실비아 챈들러(Sylvia Chandler)는 "나는 의사를 방문할 필요가 없다."고 말했습니다. 그 비밀은 20년 동안 꾸준히 자신의 오줌을 마시고 있기 때문이라고 설명했습니다. 챈들러는 "나는 아침에 기상과 동시에 한 컵의 오줌을 마시고 잠자기 전까지 한두 컵 더 마신다." 고 말했습니다. 실비아 챈들러가 취재하고 인터뷰하여 방송하는 요료법과 관련하여 더 알고 싶은 독자들은 유튜브 동영상(https://www.youtube.com/watch?v=69VFu0doPbE)을 찾아보면 도움이 됩니다.

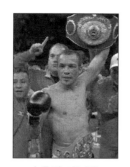

〈 후안 마누엘
마르케스 〉

　세계복싱기구 슈퍼라이트급 챔피언 후안 마누엘 마르케스(Juan Manuel Márquez)는 멕시코 권투 선수이며 제26회 애틀랜타 올림픽 미국 복싱 국가대표 선수였던 플로이드 메이웨더 주니어(Floyd Mayweather Jnr.)와 대전하기 직전에 오줌을 마시고 나서 링 위에 올라갔다고 말해 화제가 되었습니다. 마르케스는 자기의 오줌은 가장 좋은 보조 영양제라고 강조했습니다.

야구선수
모이세스 로하스 알루
(Moisés Rojas Alou)와 요료법

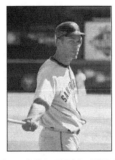

〈 모이세스 로하스 알루 〉

메이저리그 야구선수인 알루는 외야수로 1990년부터 2008년 뉴욕 메츠에서 은퇴할 때까지 332개의 홈런을 쳤습니다. 타율은 3할 3리로 올스타(All-Star) 상을 6차례나 받았습니다. 1997년에는 월드 시리즈 챔피언에도 올랐습니다.

손을 보호하는 장갑을 끼지 않고 맨손으로 야구방망이를 잡고 공을 치는 프로야구 선수들은 극히 드물다고 알려져 있는데 알루는 장갑을 사용하지 않고 맨손으로 타격하는 몇 안 되는 야구선수 중 한 명으로 유명합니다.

알루는 혹독한 훈련의 결과물로 손바닥과 손가락에 박힌 못의 통증을 경감시켜 주기 위하여 매일 오줌을 손바닥에 바릅니다. 장갑을 끼지 않기 때문에 야구 경기 시즌 중에는 손바닥과 손가락의 통증이 가시지 않는다고 합니다. 또한 부상을 당하기도 쉽습니다.

　알루는 부상을 방지하고 손을 보호하기 위해 항상 자기 오줌으로 손을 씻어 주거나 오줌을 받아서 손을 담그고 있습니다. 자신의 오줌으로 손을 씻거나 담그고 있으면 손놀림이 부드러워짐과 동시에 손에서 힘이 난다고 알루는 밝혔습니다.

이종격투기선수인 루크 쿠모는
요료법 찬양자

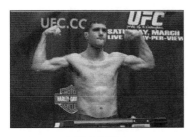

〈 루크 쿠모 〉

루크 쿠모(1980년생)는 화려한 전적을 갖고 있는 미국의 이종격투기선수입니다. 쿠모는 시합에 앞서 자신의 오줌을 마셨는데 영양보충과 활력을 증가시켜 주기 위함이며 좋은 성적을 올리기 위한 수단이라고 말했습니다. 쿠모는 요료법 찬양자 중 한 사람으로 음뇨(飮尿)는 체내의 수분을 보충해 주는 데 있어서 최상의 방법이라고 역설했습니다.

"우리가 오줌을 볼 때 오줌 속에서 광채가 나오는데 그 빛을 우리가 다시 먹는 것은 건강에 유익할 것이란 생각이 듭니다."라고 쿠모는 말했으며 오줌은 암을 비롯하여 당뇨병과 고혈압과 소화기관 질병 외에 모든 질병을 치료해 준다고도 했습니다.

그리고 쿠모는 신선한 오줌을 마시는 것이 좋으며 피부 질병 치료에 사용되는 오줌은 하룻밤 지난 오줌이 좋은데 서늘하고 컴컴한 곳에 보관해 두었다가 사용하는 것이 좋다고 했습니다. 오줌을 유리병이나 나무 그릇이나 질그릇이나 크리스털 컵에 담아서 마시거나 피부의 상처에 바르며, 6개월 동안 저장해 둔 오줌은 강력한 약효가 있다고 합니다.

격투기시합 도중에 코뼈가 부러진 쿠모는 수술을 받았습니다. 그 후로도 몇 차례 코가 부러져서 수술을 여러 차례 받았습니다. 처음에는 코를 오줌에 담그고 있었는데 숨쉬기가 수월해지자 마시기 시작했고, 하루에 몇 차례씩 마셨다고 말했습니다. 또 콧속에 직접 오줌을 넣기도 했는데 왼쪽 코로 숨을 쉬기가 약간 불편했지만 요료법을 계속 실행한 후 큰 불편을 모르고 지낸다고 체험담을 알려 주었습니다.

요료법으로 난치병이
완쾌되었다고 밝힌
파리주재지압사 아마사기 마사오

　젊은 시절 저는 철학서적, 문학서적, 역사서적, 과학서적 등
손에 닿는 대로 읽었습니다. 그중에 유럽에 대한 책을 읽으면서
유럽여행을 꿈꾸었습니다. 하지만 어린 나이인 6살 때 아버지를
여의고, 15살 때 어머니마저 여읜 저로서는 여행할 수 있는 경제
적인 여유가 없었습니다. 그래서 지압사 면허를 취득하고 유럽
에서 지압치료를 하며 생활비를 벌기로 했습니다.

　파리는 일본기업이 많아서 일본인인 제가 지압치료를 하면서
생계를 유지하는 데 큰 도움이 됐습니다. 그러나 일본인의 수가
상대적으로 적어서 밥벌이가 어려웠습니다. 가끔 프랑스인 환자
를 소개 받았지만, 20년 전 프랑스에서는 지압치료가 잘 알려져
있지 않았습니다. 프랑스인들은 동양인이 몸을 만져주는 치료를
극도로 싫어했으며, 환부를 누르는 지압치료법을 이해하는 데

오랜 시간이 걸렸습니다.

그러던 차에 프랑스에도 지압치료 붐이 일어나 여러 가지 병을 앓는 환자들이 찾아와서 치료를 받았습니다. 저는 이렇게 찾아와 주는 환자들이 고마워서 최선을 다해 치료를 했습니다. 하지만 지압치료의 효과를 보지 못하는 환자들을 보면서 지압만으로는 한계가 있다는 것을 깨닫게 되었습니다.

한창 대안을 찾고 있던 중 건강잡지인 『소카이』를 통해 요료법을 알게 되었습니다. '오줌'으로 병을 고친다는 내용은 충격적이었습니다. 처음에는 '설마 그런 일이 있을까'라고 의심하면서 무시했습니다. 그런데 며칠이 지나도 요료법 기사가 제 머리에서 떠나지 않았습니다. 오히려 더욱 뇌리에 박혀서 글을 다시 정독했습니다.

마음을 굳히고는 우선 내가 실천해 봐야겠다는 생각에 다음날 아침부터 컵에 오줌을 받아 마셨습니다. 약간의 냄새와 짠맛에 거부감을 느꼈지만 그런대로 마실 수 있었습니다. 이튿날부터는 별 거부감 없이 마실 수 있게 되었습니다. 그 후 8년이란 세월이 흘렀습니다. 요료법을 시작한 후로는 놀랍게도 사마귀가 없어졌고 지압사의 직업병이라 할 수 있는 어깨 결림이 차차 해소되었습니다.

제게 나타난 요료법의 효과가 굉장했기 때문에 환자에게도 권해 봤습니다. 하지만 처음부터 받아들인 사람은 거의 없었습니다. 그래서 지압으로는 도저히 고칠 수 없는 난치병 환자들만 골라서 요료법을 권했습니다. 그러다 보니 요료법을 아는 사람이 점차 늘어 TV, 라디오, 잡지를 통해서도 알려지게 되었습니다. 어떤 환자는 자신이 요료법의 수혜자였는데 프랑스 사회가 더 이상 오줌을 부끄럽게 여기지 않고 인정했다는 것을 듣고는 기뻐했습니다.

현재 제 지압치료원은 파리의 오페라관과 루브르 미술관 근처에 있습니다. 프랑스에서 널리 알려진 가수나 배우, 톱모델이 저를 찾아와서 치료를 받습니다. 그리고 자신의 이미지 때문에 밝히지는 않지만 유명인 가운데서도 요료법 실천자가 꽤 있습니다. 그 중 파리의 유명한 몽마르뜨 지구의 샹송가게인 '라팡 아지르'의 사장인 이브 마쥬 씨는 다릅니다. 이 가게와 사장은 일본에서도 NHK TV에 방송될 정도로 잘 알려져 있습니다.

지난번에 이브 마쥬 씨가 저를 찾아왔을 때 둘이서 요료법 이야기로 꽃을 피웠습니다. 그러던 중 이브 마쥬 씨의 절친한 가수가 암에 걸려 슬픔에 잠겨 있었는데 요료법 덕분으로 병세가 호전되었다고 알려 주었습니다.

그리고 스페인 바르셀로나의 자연식품회사 경영자가 암에 걸렸다는 소식을 듣고 요료법을 권하니, 바로 실천하여 지금은 말끔히 나아서 건강하게 일을 하고 있다고 했습니다. 게다가 어느 소년이 두통에 시달려서 약을 먹어도 듣지 않았다고 했습니다.

그래서 화장실에 달려가 요를 마셨더니 두통이 사라졌다고 했습니다. 지금은 스페인에서도 요료법 책을 일반서점에서도 팔고 있어 아이들도 알고 있다고 합니다.

프랑스 파리에서 널리 알려진 요료법이 이제는 전 유럽, 아프리카, 아시아에도 알려져서 다양한 사람들이 배우고 실천하기 위해 프랑스로 찾아옵니다. 그들은 자기 나라에 돌아가 보급하고 있다고 합니다. 이같이 우리 치료원에도 프랑스 사람은 말할 것도 없이 여러 나라 사람들이 찾아오곤 합니다. 프랑스 사람도 파리 시민 말고도 니스, 노르망디 등 다양한 지역의 사람들이 찾아옵니다.

저는 자주 찾아오지 못하는 사람들에게는 시간을 내어 요료법을 설명하고 있습니다. 언젠가는 스위스와 국경이 가까운 낭시에 사는 40대 여성이 별장을 짓는 공사 중 사다리에서 추락하여 머리를 다쳤습니다. 2년 동안 투병 생활을 한 후 어머니가 저를 직접 찾아와 딸이 요료법으로 건강을 되찾았다고 알려 주었습니다. 얼마나 기뻤으면 그랬을까요.

또 프랑스의 드롱에 사는 칠십대 화가는 심장병과 요통으로 일도 못하고 있던 차에 요료법으로 완쾌되었다고 전화로 알려 주었습니다. 그는 병이 나은 답례라며 매년 그 지방에서 생산되는 와인을 두 박스나 보내 주곤 합니다.

어떤 사람들은 요료법이 아시아 지역만의 독특한 치료법이라고 생각하고 있을지 모릅니다. 하지만 8년 동안 요료법에 대해 많은 사람들과 이야기를 나눠 보니, 유럽 각국의 사람들이 고향에서 할머니, 할아버지에게 들어 본 경험이 있다고 합니다. 예를 들면 프랑스의 해안지방에서 뱃사람들이 조난을 당하면 오줌을 마시며 생명을 연장하는 것이 상식이라고 합니다.

또한 근대의학이 발달하기 이전에는 요료법이 세계 여러 나라에서 가정요법으로 행해져 왔다고 생각합니다. 프랑스에는 예부터 '호메오파시'(Homeopathy, 대체치료법)란 치료법이 있습니다. 독을 가지고 독을 다스리는 방법입니다. 식물과 광물의 독소를 100배 또는 1,000배 또는 10,000배 희석시키면 약으로 변한다는 이론입니다.

요료법의 제창자인의 나까오 료이치 원장님도 작은 접시 한잔의 오줌이라도 매일 계속 마시면 약이 된다고 했습니다. 오줌은 독이 아니지만 이 이론을 적용해 보았습니다. 먼저 플라스틱 병에 물 1L와 자기 요 5~6방울을 넣고 흔들거나 충격을 주면 호메오파시의 약을 만드는 방법과 같습니다. 그리고 하룻밤을 두고 그 이튿날에 수회에 나누어 마십니다. 이 방법으로도 마시기 어렵다면 물을 100배로 희석합니다. 이렇게 하면 색과 냄새도 거의 사라집니다. 효과가 그만큼 떨어지지만 이 방법으로도 효과를 본 사례가 있습니다.

지난 8년 동안, 처음에는 요료법을 접하고 깜짝 놀라며 도망

가는 사람도 많았지만 요즘은 귀를 기울여 이전과 다른 자세로 듣고 실천하는 사람들이 늘고 있습니다. 이와 같이 이 지구상에 사는 사람들이 하나도 해가 없는 이 건강법에 관심을 기울이기 시작했다고 봅니다. 이 놀랍고 소중한 자연치유요법인 요료법을 보다 널리 전해야겠다는 사명감을 느낍니다.

프랑스 아마로리에 소개된 요료법

　오줌은 무기질, 비타민, 호르몬, 효소 등의 영양소를 다양하게 함유하고 있어서 인체에 좋은 효과를 나타냅니다. 특히, 단백뇨나 당뇨병과 같이 신장기능이 약해졌거나 몸에 필요한 물질을 재흡수할 수 없게 되었을 경우에는 요료법이 더욱 효과가 있습니다. 오줌을 마셔서 자기에게 필요한 단백질이나 당분을 확보해 갈 수 있기 때문입니다. 오줌에 있는 효소 중 유로키나제는 동맥경화, 혈전, 혈관폐쇄에 아주 유익한 효과가 있습니다. 1967년 10월 4일, 미국심장협회학술회의에서는 유로키나제가 오줌의 엑기스이며 동맥혈전의 치료에 큰 역할을 하고 있다고 발표했습니다. 게다가 이미 이 효소가 혈전의 용해를 촉진하는 것은 환자 200명을 대상으로 이루어진 실험으로 증명하고 있기도 합니다. 또한 1960년 의사 쉘리의 연구에 의하면 폐 폐쇄증을 앓고 있는 환자가 오줌을 베이스로 한 치료를 받고 크게 회복되었으며 그 속도도 항응고제를 사용한 치료보다 훨씬 더 빨랐다고 합니다.

오줌은 여러 가지 호르몬을 함유하고 있어서, 인체에 호르몬이 결핍될 때 오줌을 통해 재흡수하면 효과를 볼 수 있습니다. 프랑스 생물학자인 존 로스턴에 의하면 임상의학 관점에서 보았을 때, 오줌에는 뇌하수체, 부신, 성호르몬이 있어서 여러 가지의 병을 앓고 있는 사람들에게 적용한다면 아주 탁월한 효과를 기대할 수 있다고 말했습니다.

또한 오줌은 수많은 항원물질을 포함하고 있어서 방어시스템을 자극합니다. 오줌 속에 있는 극미량으로 포함된 독이 면역기능을 자극하여 배제작용을 강화하는 메커니즘으로 우리 몸을 항상성으로 유지시킵니다. 그래서 면역력이 약해져 있을 때 오줌을 마시면 효과가 있는 것입니다.

오줌으로 소화기관을 깨끗이 청소할 수도 있습니다. 요가에서는 식염수를 사용해서 수행을 한 후에 소화기관을 씻어 냅니다. 여기서 오줌을 일종의 식염수로 사용하여 적용하기도 합니다. 식염수보다 오줌이 훨씬 뛰어난 효과가 있는 것은 오줌에는 무기염뿐만 아니라 천연 코티졸이나 항균, 항염 인자 등을 포함하고 있기 때문입니다.

또한 오줌은 변비 치료에도 좋습니다. 장을 통과하면서 오줌 속에 있는 염분이 수분의 흐름을 활발히 움직여서 배설을 쉽게 하게끔 도와주기 때문입니다. 게다가 오줌의 이뇨효과는 말할 수 없을 정도로 강해서, 특히 요료법과 단식을 같이 하면 짧은 기간 내에 자기의 오줌을 다 마실 경우 오줌이 다량으로 나옵니다.

이 뿐만 아니라 외상에 바르면 피부 속에 잘 흡수되어 엄청난 효과가 있습니다. 상처가 곪지 않고 파리와 모기 같은 해충도 오지 않게 합니다. 오줌을 입으로 삼키면 냄새가 나거나 문제가 있을 것이라고 생각할 수도 있겠지만, 오히려 잇몸질환이나 치아 변색을 막고 입 냄새를 잡아줍니다.

이 외에도 오줌이 소화를 규칙적으로 하게끔 만들어 식욕을 억제시키는 방식으로 과식증이 있는 사람도 큰 도움을 받을 수 있기도 합니다.

막스 거슨 요법과
요료법 병용을 권하는
의학박사 호시노 요시히코

저는 간장에 암이 전이되면서부터 거슨 요법과 요료법을 병용했는데 놀라운 효과를 실감하고 있습니다. 암 환자들의 실례에서 암이 소실하거나 진행이 멎었다고 하는 대부분의 환자들이 요료법을 병용하고 있었던 것을 보아 그 효과는 알 수 있다고 생각합니다.

요료법은 민간요법으로 역사가 오래되었습니다. 기원전 십수 세기 인도에서 성립된 바라문교성전 『베다(Veda)』에 요료법이 기재된 사실을 볼 수가 있습니다. 중국 후한시대의 의사이며 의학의 성인으로 불린 장중경이 지은 의서인 『상한론』이나 고대 로마의 플리니우스가 지은 『박물지』에도 요료법에 대하여 쓰여 있습니다. 일본에서는 가마쿠라시대의 승려 잇벤이 요료법을 권했습니다.

이와 같이 요료법의 역사는 오래되었으나 서양의학 연구자들은 요료법에 대한 편견이나 선입관을 갖고 있고, 의학계는 민간요법을 경시하는 풍조가 있기 때문에 요료법의 치료효과에 대한 본격적인 연구는 그리 많지 않습니다.

그러나 오줌의 성분 중에는 의약품으로 이용하고 있는 것이 적지 않습니다. 예를 들면 오줌에서 배출되는 당단백인 '유로키나제'는 혈전용해작용이 있고 심근경색 등의 치료에 쓰이고 있습니다. 세포증식을 조정하고 있는 호르몬의 일종인 'EGF'는 사람의 오줌에서 배출되나 표피증식인자로서 상처가 난 세포와 조직의 증식인자에 관계합니다.

오줌 중에 함유된 성장호르몬은 단백질 성분이나 연골의 발육을 촉진하는 작용, 지방을 분해하는 작용이 있습니다. 오줌 중의 '에리트로포이에틴'(에리트로포이에틴은 Erythropoietin 또는 EPO로 알려져 있으며 당단백질 호르몬으로 적혈구 생성에 관여한다. 에리트로포이에틴은 단백질 신호 분자인 사이토카인으로 적혈구의 전구체의 형태로 골수에 존재한다.)은 적혈구 생성인자로서 만성적인 신장질환에 의한 빈혈 치료에 사용됩니다.

더욱이 오줌 중의 '고나도트로핀'(성선자극호르몬)은 월경주기를 정상으로 하거나 정자의 생산을 촉진합니다. '칼리크레인'은 말초확장작용을 하고 말초혈관을 확장시켜 혈압을 내리는 '칼리진'을 유리시킵니다. 그 외 상처나 궤양을 낫게 하는 '알란토인', 점막성궤양의 예방, 치료효과가 있는 '트립신 인히비터', 항암작용이 있는 '안티네오플라스톤' 'H-11' 'β-인돌초산' '디렉틴' '3-메칠그리옥살' 등 인체에 유용한 많은 물질이 함유된 것이 확인되었습니다.

그 중 '안티네오플라스톤'은 1960년대 후반 미국의 버진스키 박사가 오줌 중에서 발견한 펩티드의 일종입니다. 박사는 현재 이것을 암세포를 정상화시키는 데 약 10종류의 물질로 만들어 여러 가지 암 환자의 치료에 사용하고 있습니다.

니카라과에 있는 암센터에서도 식사요법에 요료법을 병용해서 암치료를 행하고 있습니다. 일본 구유미 대학은 오줌에서 정제한 안티네오플라스톤 A-10이 쥐의 암 증식을 억제하고 암세포를 괴사(세포조직이 죽어버리는 것)시키는 것을 증명했습니다.

또 인간의 암에 대해서는 의사인 나까오 료이치 박사 등이 자궁암, 식도암, 간장암, 갑상선암, 악성임파종 등의 치료에 요료법을 써서 뚜렷한 효과를 보았다는 것을 밝히고 있습니다.

그렇다면 왜 요료법은 암에 대하여 유효한 것일까요? 그 상세한 메커니즘에 대해서는 알지 못하나 나까오 료이치 박사의 가설에 의하면 인간의 인두부(목)에 면역 감각 수용체가 있어 이것이 뇌의 시상하부의 신경계로 연결되어 시상하부의 면역중추에 직접 작용하여 면역능력이 있는 NK세포(내추럴 세포)나 인터로이킨 2의 활성을 높인다고 추론하고 있습니다.

266

실제 하야시바라생물화학연구소의 구리모도 소장 등은 그들의 연구에서 오줌 중의 미량생리활성물질의 리셉터는 인두부에 있음이 개의 실험으로 확인되었다고 밝혔습니다. 하야시바라생물화학연구소나 아미릴로쎌 컬쳐 센터의 카민즈 박사의 보고에 의하면 C형 간염 등의 치료에 쓰이는 인터페론은 혈액 중에 100단위 정도 정주하는 것보다 인두부의 리셉터에 100단위 바르는 편이 유효하다는 것을 알았기 때문에 목에 면역계 리셉터가 있다는 것이 확실하다고 말했습니다.

요료법의 실천방법은 이른 아침에 일어났을 때의 오줌이 가장 효과적입니다. 유리컵 등에 한 잔(200~300ml)의 자기 오줌을 받아서 바로 마시는 것이 좋습니다. 전술한 바와 같이 요료법의 리셉터는 인두부에 있으므로 오줌을 마신 후에는 입은 헹궈도 되지만 목까지는 물로 헹구지 않도록 하는 것이 좋습니다. 목까지 헹구면 효과가 감소한다고 합니다. 어떤 사정에 의해서 자기의 오줌을 마실 수 없는 경우 다른 사람의 오줌이라도 좋습니다. 다른 사람의 오줌을 마실 때는 일반적으로 젊은 사람의 오줌일수록 유효합니다.

오줌을 마시라고 하면 냄새 때문에 저항감이나 거부감을 갖는 사람이 있으나 나의 경험으로는 거슨 요법을 시작하면 오줌의 특유한 냄새가 놀라울 정도로 적어져서 마시기가 쉽습니다. 그러나 전날 기름진 음식이나 고기를 먹거나 짜고 맵게 먹거나 항암제나 항생물질을 복용하면 오줌의 맛이 고약해져서 마시기가 어렵습니다. 몸 상태가 나쁠 때도 오줌의 맛이 고약하니 오줌은 건강의 바로미터라고 할 수가 있습니다.

암 이외의 병에도 요료법은 유효합니다. 전술한 성분에서도 알 수 있듯이 심장병, 부정맥, 동맥경화, 신경통, 통풍, 당뇨병, 만성관절 류머티즘, 신장병, 소화성궤양 등에 유효합니다.

국제적으로 권위 있는 의학잡지인 「네이처(Nature)」의 연구보고(1998년 4월호)에 의하면 임신 중인 여성의 오줌에 함유된 임신 호르몬 연쇄물질(HAF)이 에이즈 감염을 예방하고 동시에 치료효과가 있다는 것이 에이즈 바이러스의 발견자로 알려진 미국 메릴랜드 대학의 카료 박사에 의하여 밝혀졌습니다.

제 8 장

요료법 실시자들의
놀라운 체험담

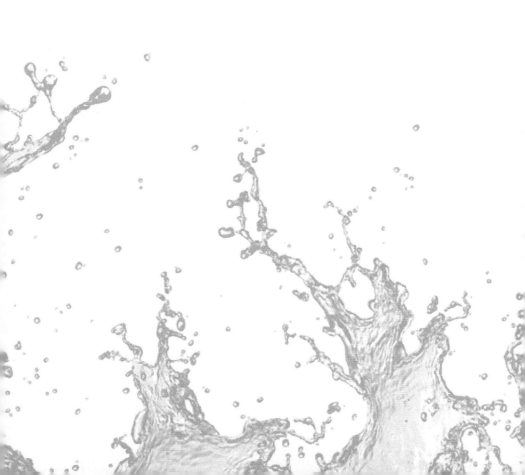

미국의 건강, 의료 매체 프리벤션닷컴이 소개한 오줌으로 알 수 있는 건강상태 −2

◆ 붉은 색이 섞여 있다 − 붉은색을 띄는 채소나 색소가 들어간 음식을 먹으면 소변 색이 붉어진다. 하지만 이런 음식을 먹지 않았음에도 불구하고 소변에서 붉거나 분홍빛이 보인다면 이는 소변에 피가 섞여 있다는 의미다. 소변에 혈액이 동반된다는 것은 요로 감염증의 한 증상일 수도 있고, 신장결석이 있거나 좀 더 드문 현상이긴 하지만 방광암이나 신장암의 징후일 수도 있다. 피가 섞여 있다는 것은 좋은 현상이 아니므로 검사를 받아보아야 한다.

◆ 악취가 난다 − 소변 냄새가 좋을 수만은 없지만 부패한 음식이나 하수구 냄새처럼 심한 악취가 나는 것 역시 정상은 아니다. 만약 이처럼 악취가 심하다면 방광에 감염이 일어났다는 신호일 수 있다. 소변색이 뿌옇게 변하는 것과 마찬가지로 심한 악취 역시 비교적 명백한 감염증의 증거이므로 이를 무시해서는 안 된다.

◆ 배뇨 시 통증이 있다 − 만약 소변을 볼 때 찌르는 듯 따갑고 아프다면 요로 감염증이 원인일 수도 있다. 또 클라미디아나 임질과 같은 성인병이 생겼다는 신호일 수도 있다.

◆ 소변을 자꾸 보고 싶다 − 요로 감염증의 전형적인 증상 중 하나는 화장실이 자꾸 가고 싶어지는 증상이다. 방광과 요도 내벽에 염증이 생기면서 자극을 받아 이와 같은 증상이 나타난다. 만성적으로 방광에 통증이 나타나는 간질성 방광염 역시 요절박이나 빈뇨가 동반된다.

당뇨병과 합병증에 좋다

"아니 이 여사, 요즈음 점점 젊어지는 것 같은데 무슨 비결이라도 있습니까?"

요즘 노인학교에 가면 친구들로부터 이와 같은 인사를 종종 받곤 합니다. 내 나이 70을 넘겼는데 젊어지는 비결이 어디 있겠습니까. 다만 남이 하지 않는 것이 하나 있는데 그것은 오줌을 매일 아침 한 컵씩 마시는 일입니다.

40대 초반에 당뇨병이 생겨 30년 동안 좋다는 약은 다 먹어 보고, 이 병원 저 병원 많이 다녀보기도 하고, 운동도 열심히 해 왔지만 고질병이 되어 버렸습니다. 완치는커녕 합병증마저 생겨 나이가 들수록 건강이 기울어져 가는 데 어찌할 도리가 없었습니다.

양쪽 무릎이 마디마디 쑤시고, 피부가 거칠어지고, 여기저기 상처가 나면 잘 낫지를 않고, 밤이면 가슴이 답답하고 헛기침이 나와서 밤잠을 설치는 경우가 많았습니다. 거기에 설상가상으로 가래까지 나와 참으로 고통스럽고 짜증스런 날들이 계속되었습니다. 이럴 바에야 하루 빨리 죽는 것이 좋겠다는 생각이 들 정도였습니다.

그러던 어느 날 한 친구가 요료법 책을 들고 와서는 고통스러워하지 말고 하루 속히 오줌을 마셔보라고 권하였습니다. 책을 읽어 봤습니다만 도저히 믿을 수가 없어서 반신반의하다가 일주일이 흘러갔습니다.

세상을 떠날 때 떠나더라도 사는 날까지 자식들한테 누를 끼쳐서는 안 되겠다, 아무쪼록 건강하게 살다가 세상을 떠야겠다는 생각에 최후의 수단으로 오줌을 꼭 마셔 봐야겠다고 결심에 결심을 하게 된 것입니다.

건강하지 못한 노인의 오줌이어서 뿌옇고 탁한 색깔에 쓰고, 시고, 짜고, 무어라 표현할 수 없을 정도로 고약한 냄새도 났습니다. 그래도 제일 좋은 그릇에다 처음 것이 아닌 중간 것을 약 100ml 정도 정성껏 받아서 새벽이면 일어나 참고 마셨습니다. 구역질을 하고 토할 것 같은데 토하지는 않았습니다. 비싸게 사 온 약을 먹는 기분으로 신념을 가지고 계속했습니다.

요료법을 실시한 지 보름쯤 지나니까 오줌 색깔이 몰라보게 맑아졌고 깨끗해진 것을 발견했습니다. 맛도 전보다 많이 좋아졌습니다. 그리고 참 이상한 사실을 발견했습니다. 그것은 저녁식사를 짜게 먹거나, 기분이 나쁘거나, 무슨 걱정이라도 많이 한 뒷날 아침의 오줌 맛은 짜고, 쓰고 그리고 고약한 냄새도 많이 나는 데 비해 기분 좋게 지내고 음식을 짜지 않게 먹은 뒷날의 오줌 맛은 달콤할 정도로 독특한 향기를 맛볼 수 있다는 것입니다.

그러다 보니 자연히 싱겁게 먹게 되고 되도록이면 기분도 편하게 하려고 노력을 하게 되니 건강에는 자연히 일거양득인 셈이 되었습니다.

오줌을 마신 지 3개월쯤 된 지금은 피부도 한결 고와졌으며 나이에 비해 젊게 보이고 주름살도 덜 생기는 것 같습니다. 머리가 많이 빠져서 이러다간 대머리가 되면 어쩌나 하고 걱정을 했는데 머리카락도 훨씬 덜 빠지는 것 같고 한 달에 두 번씩 염색을 했으나 요즘은 흰 머리 대신 검은 머리가 나오고 있습니다. 참 신기한 일이 나에게 일어나고 있습니다.

당뇨병도 많이 좋아진 것 같습니다. 며칠 후에 병원에 가서 진찰을 받으면 분명히 좋은 결과가 나오리라 예상하고 있습니다. 그리고 위에서 말한 합병증세가 모두 조금씩 나아지는 것 같습니다.

나는 죽을 때까지 요료법을 열심히 계속하기로 단단히 결심했습니다. 이렇게 신기하고 좋은 영약을 나 혼자 알고 먹기엔 오히려 죄가 되는 것 같아서 나와 같은 당뇨병 환자는 물론 주위의 친지들에게 권하고 싶어 이 글을 썼습니다. (이종옥, 73세, 여자)

위장병과 심장병에 효과가 있다

나는 30대 후반이지만 몇 년 전부터 심장병과 위장병이 겹쳐 몹시 고생을 하였습니다. 직장인이다 보니 자연히 술을 마실 기회도 많아서 어쩌다 한잔 마시고 귀가하게 되면 밤새도록 고생을 하게 됩니다. 속이 쓰리고 아파서 견디다 못해 약을 찾다 보니 이젠 약 먹는 것이 습관이 되어 버렸습니다.

그러던 어느 날 아내가 잡지책을 뒤적이다가 요료법에 관련된 기사를 발견하고는 내게 읽어보라고 권했습니다. 하지만 나는 무슨 엉뚱한 소릴 하냐며 아내의 말을 무시해 버렸습니다. '차라리 이틀 먼저 가는 게 낫지 요를 마시다니 별소릴 다하는군.' 하며 가볍게 흘려버렸던 것입니다.

그런데 아내는 늘 집안일로 지쳐 있는 탓에 허리나 어깨가 아프다고 했습니다. 나중에 들은 이야기입니다만 아내는 그 책을 읽고 난 후 자신에게도 요료법이 필요하다고 느끼게 되어 곧 실시해 보았다고 합니다.

일주일가량 해 봤더니 몸이 가벼워지고 어깨의 통증이나 허리의 통증이 사라진 것 같다며 나에게 간곡히 권하는 것이었습니다.

나는 자고 일어나면 곧잘 얼굴이 붓고, 몸이 찌뿌둥한 게 컨디션이 좋지 않은 날이 점점 늘어가는 것 같아서 속으로 걱정하고 있었는데, 또 다시 아내의 간곡한 권유를 받게 되니 못 이기는 척 한번 실시해 보았습니다.

처음에 200ml 정도를 마셨습니다. 잠자리에서 일어나자마자 누는 요 중에서 중간 것을 컵에 받아서 아내의 말대로 그 자리에서 마셨습니다. 오줌을 처음 마신 기분은 쓰고 짠맛이었는데 2, 3일 정도 마시자 그나마 조금씩 거부반응이 사라져 갔습니다.

실시 후 20일이 경과하자 우선 얼굴색이 달라졌으며 매일 찌뿌둥하던 얼굴이 거울을 볼 때마다 환해지는 듯한 느낌이 들었습니다. 그리고 밤이면 꼭 한 번 이상 화장실을 다녀와야 했었는데 요를 마시기 시작하면서부터는 이 귀찮은 습관이 없어졌습니다.

그런데 40일이 지나자 얼굴이 다시 거칠어졌으며 컨디션도 이상하게 전 상태로 돌아가는 것 같았습니다. '역시 별수 없군. 요료법이 무슨 만병통치약이라고…' 좋다가 말았다는 생각에 실망이 컸습니다.

그러나 내친걸음이어서 쉽게 그만둘 수도 없었기 때문에 계속 마시기로 했습니다. 그때 책을 구해서 자세히 읽고 학습을 했더라면 그것이 명현반응, 즉 호전반응이라는 것을 알았을 것입니다. 이제는 하루 한 잔씩 오줌을 마시는 것이 습관이 되었습니다.

3개월 반 정도가 지나자 신기하게도 다시 호전되기 시작했으며 조금씩 좋아지기 시작하더니 곧 심장병도 위장병도 완치된 듯 컨디션이 아주 좋아졌습니다. 피부도 매우 부드러워지고 이젠 완전히 정상을 되찾은 것 같습니다. 단 약간의 가려움증이 찾아오긴 했지만 요료법을 실시한 지 5개월로 접어든 지금은 거칠었던 손바닥과 발바닥까지도 고와졌고, 약간씩 저리던 손발도 아무렇지도 않게 되었습니다. 물론 피부의 가려움증도 지금은 사라지고 없으며 전혀 이상을 느끼지 않습니다.

완전히 건강을 되찾은 것 같아 무척 기쁩니다. 아내도 역시 같이 요료법을 계속하고 있는데 허리나 어깨의 통증은 물론 피로감을 느끼지 않게 되어 늘 웃는 얼굴로 가족을 대하게 되어 무엇보다 기쁩니다.

이젠 건강하고 행복한 가정생활을 영위할 수 있게 되었으며 건강한 가정생활을 위해서라도 요료법을 계속 실시할 생각입니다. 요료법을 소개해 주신 김정희 선생님께 깊이 감사드리고 싶습니다.(박성철, 49세, 남자)

협심증과 무기력에 좋다

　나는 3년 전부터 협심증으로 괴로워했습니다. 늘 피곤하고 아침에 일어나려면 방바닥이 내 몸을 잡아당기는 것 같아서 힘들었습니다. 겨우 일어나서 화장실에 가면 누가 뒤에서 떠밀기를 하거나 당기는 것처럼 비틀거리기도 했습니다. 때로는 무릎을 꿇거나 넘어진 적도 한두 번이 아니었습니다.

　항상 다리가 후들후들하였고 특히 아침에는 더욱 심했습니다. 온몸이 아프고 가끔 메슥거리기도 해서 병원을 찾았지만 협심증이라는 진단을 받았습니다.

　몸이 좋지 않으니 귀여운 손자가 있는데도 업어 주지 못했습니다. 옷이나 기저귀를 빨아 주고 싶어도 물에 넣어서 흔들거나 짤 수 없을 정도로 손에 힘이 없었습니다. 한 달에 한 번씩 병원에서 처방해 준 약을 먹었지만, 약을 먹으면 밤에 잠은 잘 자는 것 같으나 나아지는 느낌이 없었습니다.

그런 나날이 계속되던 어느 날, 절에 불공을 같이 다니는 친한 형님뻘 되시는 분으로부터 요료법에 관한 이야기를 듣게 되었습니다. 그리고 책에서 김정희 선생님이 쓰신 요료법에 관한 내용들을 읽어 보았습니다.

'자신의 오줌을 마시는 요료법이 그처럼 여러 가지 병에, 특히 합병증에 좋고, 돈도 들지 않고, 누구의 도움도 필요치 않고, 용기와 굳은 결심만 있다면 왜 못하겠는가' 라는 생각에 당장 행동으로 옮겼습니다.

첫날 자고 일어나 화장실에 가서 처음 나온 오줌은 약간 흘려 버리고 중간 것을 받았습니다. 작은 요거트 빈 통에 하나 가득 받아 놓고 물로 입을 한 번 행군 뒤 물을 한 모금 마시고 나서 코를 잡고 단숨에 마셨습니다. 조금 짭짤한 맛이 났지만 곧 입을 헹구고 양치질을 하고 나니 아무렇지도 않았습니다.

매일 아침마다 계속 마시던 중 사흘이 지나고 나니 왠지 몸이 가벼워지는 듯한 기분과 함께 상쾌함을 느꼈습니다. 그 후 한 달쯤 지나고 나니 피곤함을 느끼지 않게 되었고, 아팠던 허리도 좋아졌으며, 무엇보다 아침에 잠자리에서 일어나기가 수월해졌습니다.

이제는 아침에 일어나서 화장실에 가도 다리가 후들후들 떨리지 않고 넘어지는 일이 없으며, 손자의 기저귀 하나도 못 빨던

278

내가 손자를 업고 4층에서 1층까지 오르내려도 끄떡없습니다. 그리고 옷이랑 기저귀도 빨아 주게 되었습니다.

아들 내외가 병원에서 처방한 약을 사다 주었지만 나는 오줌이 제일가는 약이라 생각하고 병원 약을 등한시하는 편입니다. 아들 내외는 병원에서 처방한 약 때문에 좋아진 것 같다고 말하고 있습니다. 하지만 나는 아들 내외에게 내가 효과를 보고 있는 요료법에 대하여 이야기합니다.

나는 이제 죽을 때까지 요료법을 의지하고 살아가겠다고 굳게 마음먹고 있으며, 이렇게 좋은 요법을 소개해 주신 선생님과 형님께 진심으로 감사드리고 싶습니다.

그리고 내 주위에 아픈 사람이 있으면 꼭 요료법을 권하고 있습니다. 나의 말을 듣고 요료법을 실시하는 사람도 벌써 세 사람이나 됩니다. 그들 모두 건강이 좋아지고 있다며 고마워하고 있습니다.

요료법을 하고부터는 저녁식사에 주의하게 되더군요. 아침에 마시는 요의 맛이 너무 짜지 않도록 되도록이면 음식을 싱겁게 그리고 맵지 않게 먹고 야채와 과일 등을 많이 먹고 있답니다. 오줌 맛을 좋게 하기 위해서 말입니다.

올해 마흔한 살인 큰딸과 서른다섯 살인 작은딸에게도 권했더니 큰딸은 해 볼 의사가 있다고 하는데 작은딸은 웃기만 합니다. 아직 젊고 건강하기 때문이겠지요.

77세가 된 시누이는 허리가 몹시 아프다고 해서 요료법을 권했더니 서슴지 않고 실시했답니다. 시누이는 20일쯤 지나니 허리 아픈 것이 많이 좋아졌다고 기뻐했습니다. 그리고 "살아 있는 동안은 건강해야 되지 않겠느냐"며 세상을 떠날 때까지 실시하겠다고 합니다. 저는 요료법을 권한 보람을 느꼈고 지금도 열심히 요료법을 전파하고 있습니다. (성동행, 66세, 여자)

만성장염, 알레르기, 갱년기 장애, 수술 후 회복에 좋다

　김정희 선생님이 쓴 요료법 책을 읽고 또 읽어 봤습니다. 나에게 꼭 필요한 건강요법이라는 생각이 들어서 실행에 옮기려고 했으나 망설이게 되더군요. 열흘간 고민한 끝에 실시해 보자는 결심을 하게 되었습니다.

　우리 집에서 제일 좋은 찻잔을 골랐습니다. 화장실에 가서 처음 것은 흘려버리고 중간 요를 1/3정도 받아 놓고는 몇 번을 망설이다가 눈을 질끈 감고 단번에 삼켰습니다. '요의 독성분이 전신에 퍼져 죽지나 않을까?' 하는 생각도 들었습니다. 그런 생각도 잠시뿐이었고, 그날 밤은 나도 모르게 잠을 푹 자게 되었습니다. 다음날 아침에 일어나니 왠지 몸이 가볍고 기분이 상쾌하더군요.

　나는 원래 장이 좋지 않아서 허약한 체질이었습니다. 허약한 체질에는 개소주가 좋다는 이야기를 듣고 개소주를 마신 뒤 찬 것을 먹어서 그랬는지 그때부터 뱃속이 마치 임신 중에 태아가 노는 것처럼 꿈틀거려서 밤에 잠을 못 이루고 괴로워하는 날이 많았습니다.

뱃속이 거북해서 밥도 못 먹었고, 신경이 날카로워서인지 심장도 답답하고 해서 어느 날 병원에서 건강검진을 받았습니다. 검사 결과 뚜렷한 병은 없었으나 아픈 증상은 여전하였습니다. 정말 기가 막힐 지경이었습니다. 2년이나 이런 증상이 계속되었으나 저는 알레르기성 체질이라 항생제나 설파제를 복용할 수 없기 때문에 감기도 한번 들면 잘 낫지 않았습니다.

그런데 요를 마시고 하룻밤 자고 난 다음날 아침, 몸이 편안해지는 것을 느끼니 요료법이 너무나 좋다는 것을 알게 되어 저는 열심히 계속하고 있습니다. 이 글을 쓰는 지금 5개월째 계속하고 있습니다. 이렇게 좋은 영약이 어디 있겠습니까? 오줌을 그냥 버리는 게 아까울 정도입니다.

그러고 보니 해마다 여름이면 각종 세제나 고무장갑 때문에 나타나는 손바닥과 손등의 알레르기도 올해는 찾아오지 않고 그냥 넘어갔으며, 신장이 약해서 오줌이 뿌옇게 흐리고 혼탁한 상태가 자주 있었는데, 지금은 그런 증상이 씻은 듯이 없어지고 오줌이 맑아졌습니다.

아침에 눈을 뜨면 가슴이 두근거리고 불안하던 강박증도 어느

덧 없어졌습니다. 지금은 그런 증상들은 잊어버릴 정도로 편안함을 느끼고 있으니 요가 안정제 역할도 하는 것 같다는 생각이 듭니다.

언젠가는 초등학교 2학년인 딸이 뇌수술을 받고 열이 계속 내리지 않아 고생하고 있을 때 내 경험을 바탕으로 용기를 얻어 딸에게도 요를 받아 마시게 하였습니다. 그랬더니 열도 내리고 수술경과가 좋아진 것을 보고 다시 한 번 감탄하였습니다. 요료법은 해열에도 좋고 수술 후 회복에도 좋은 것 같습니다.

그런데 요료법을 실시하고 나서 한 달 반쯤 지난 어느 날, 팔다리에 군데군데 반점이 생기는 것을 보았습니다. 어떤 때는 붉은 반점도 생기고요. 요료법을 해서 생긴 병이 아닌가 하고 한동안 매우 놀랐습니다. 그러나 책에 '명현현상'이 일어나는 사람도 있다는 것을 보고 이것도 일종의 그런 현상이겠지 생각하게 되었습니다. 명현현상이라 스스로 생각했는데, 정말 며칠이 지나자 언제 그런 일이 있었나 생각할 정도로 깨끗이 없어지더군요.

요료법을 2개월 정도 한 뒤 병원을 찾아가서 종합검진을 받았습니다. 피검사, 오줌검사 등이 모두 정상이라고 하더군요. 요를 계속 마시면 체내에 요산이 쌓여 좋지 않다는 말이 있어서 '요료법을 10년 하면 요산이 쌓여 큰일 나는 것 아닐까?' 하는 생각에 한국MCL에 전화를 걸어 문의를 했습니다. "요산이 많은 사람이 요료법을 실시함으로써 요산이 줄어드는 것을 체험했다."고 말해 주어 안심하였습니다.

한 사람 두 사람이 아니고 여러 사람들이 속속 요료법의 놀라운 효과를 보고 있다 하니 이것이야말로 하늘이 주신 영약이라 확신하고 아무 걱정 없이 계속할 생각입니다. 요료법은 치료 목적으로 하는 것도 좋지만 100세 시대에 예방차원에서 하면 더욱 좋다는 것을 책에서 보고 열심히 주위에 알릴 계획입니다.

이렇게 좋은 요법을 소개해 주신 김정희 선생님에게 감사드리며 현대 의학으로 치료하기 힘든 난치병들이 머지않은 장래에 이 요법으로 해결될 수 있을 것으로 확신합니다.(윤희진, 50세, 여자)

신장, 위장 및 다리 아픈 데 좋다

저는 미장원을 운영하는 미용사입니다. 미용실에서 하루 종일 서서 일을 하려면 무엇보다 건강이 좋아야 하는데 저는 그렇지 못합니다. 10년 전부터는 다리가 아프고 갈비뼈 부근이 뜨끔뜨끔 쑤시는 통증이 오더니 점점 심해졌습니다. 그렇다고 문을 닫고 병원에 입원할 수도 없는 처지라 걱정이 태산 같았습니다. 바쁜 미용일 때문에 건강진단을 받아 볼 겨를도 없이 하루하루를 고통을 참으며 지내 왔습니다.

게다가 근래에 와서는 목에 가래가 붙더니 뱉어지지도 않고, 목에서 뭔가가 넘어올 것 같은 증상이 나타나고, 소화도 잘 되지 않으며 얼굴과 몸은 항상 부은 상태였습니다. 신장과 위장에 좋은 약을 먹었지요. 약을 먹을 때는 부기가 좀 빠지는 듯했지만 일시적일 뿐 여전히 잘 붓고 소화도 잘 안 되고 다리도 아프고

옆구리 쑤시는 것은 점점 심해졌습니다. 도저히 견디기 어려울 정도로 건강상태가 악화되었습니다.

어느 날 미용실의 단골손님 한 분이 저의 건강을 염려하며 요료법을 권해 주시더군요. 책에 자세히 설명되어 있으니 그대로 꼭 실시해 보라고 했습니다. 저는 곧바로 서점에서 책을 사서 읽었습니다. 몇 번이고 읽었습니다. 요료법에 관해 자세히 설명되어 있더군요.

김정희 선생님이 책에 쓰신 그대로 저는 다음날 아침 일찍 일어나 고급 밥공기를 하나 선정하여 처음에 나오는 요는 버리고 중간 요를 반쯤 받았습니다.

저는 오줌이 진하고 텁텁하고 혼탁했습니다. 그런 요를 마신다는 것이 힘들었지만 꾹 참고 마셨습니다. 몇 번이나 구역질을 하며 겨우 마시고 물로 입을 몇 번 헹구었습니다. 곧바로 양치질을 해도 하루 종일 그 맛이 입에서 가시지 않아서 도저히 더는 못 먹겠다고 생각했습니다.

이튿날 몇 번이고 다짐했습니다만 어제의 생각들이 되살아나 도저히 먹을 수가 없어서 그냥 지나쳤습니다. 그러나 괴로운 나날을 보내면서 '그 정도의 것을 못 먹으면 어떻게 하나, 힘들게 요를 마셔 보았는데 시작이 반이라고 결과가 있어야 될 것 아닌가' 라고 각오를 단단히 하였습니다.

사흘째 아침에 또 결심에 결심을 하고 요를 받아 어렵게 마셨습니다. 쓰고, 짜고, 냄새 나고, 정말 형용할 수 없는 맛이었지만 하늘이 준 영약이라 생각하고 나흘째 또 마셨습니다.

이렇게 하여 10일쯤 지나고 나니 요가 조금씩 맑아지고 먹기도 수월해지는 것을 느끼면서 나의 건강상태가 조금 나아진다는 것도 알게 되었습니다. 몸이 건강해지면 요 맛도 처음 것처럼 지독하지 않으리라 생각되었습니다.

지금 저는 26일째 요를 마시고 있는데 그동안 모든 것이 많이 달라졌습니다. 무엇보다 부기가 빠져 기분이 상쾌해졌습니다. 소화가 잘 안 되던 것이 이제는 배고픔을 알게 되어 밥도 잘 먹게 되었습니다. 옆구리가 쑤시던 것도 많이 좋아졌고 종일 서서 일해도 다리가 덜 아프게 되었습니다. 또 가래가 차츰 사라지고 목에 나타난 이상 증세도 사라졌습니다. 정말 신기한 일입니다.

그런데 마신 지 15일쯤 지나고서 선생님이 책에 쓰신 그대로 얼굴과 다리에 버짐 같은 것이 생기더군요. '이것이 바로 명현현상이구나' 라는 생각이 들어 그대로 두었습니다. 물론 아무런 걱정도 하지 않고 요료법을 계속했습니다. 그러던 중 2, 3일이 지나니 저절로 없어져서 이제는 씻은 듯이 깨끗해졌습니다. 앞으로는 약을 먹지 않고 요료법만 의지하고 살아가렵니다.

저는 미용실에 오시는 손님 중 건강이 매우 좋지 않으신 분을 보면 주저 없이 요료법을 권하고 있습니다. 그리고 궁금해 하거나 의문이 있는 분들은 책을 보여줍니다. 그중 한 분은 축농증으로 오랫동안 고생했는데 요료법을 열흘쯤 실시한 후에 축농증이 많이 좋아진 것 같고 코가 시원해져서 기분이 좋다고 기뻐했습니다.(김수미, 45세, 여자)

부정맥과 소심증에 효과가 있다

저는 심장이 몹시 좋지 못합니다. 부정맥에다 소심증이 있고 위장병도 겹쳐 몹시 괴로운 나날을 보내 왔습니다. 지난 4월 요료법 책을 보게 되어 깊은 관심을 갖고 읽어 봤습니다. 신중을 기하기 위하여 필자인 김정희 선생님과 전화로 상세히 상담을 했습니다.

선생님의 지시대로 저는 요료법을 열심히 하기로 결심했습니다. 아침에 잠자리에서 일어나자마자 화장실에 가서 맥주잔으로 200ml 정도의 중간 요를 받아 마십니다. 오줌을 받는 즉시 마시니 냄새가 짙었는데 약 30초 정도 그대로 두었다가 마시니 훨씬 마시기가 수월해졌습니다.

요료법 실시 후 20여 일이 지난 어느 날 저도 모르게 얼굴이 좋아졌다고 생각이 될 정도로 혈색이 좋아졌습니다. 밤에 몇 번씩 자다가 일어나 오줌을 보는 습관이 있었는데 그것도 없어져 잠을 푹 자게 되니 아침에 기분이 퍽 상쾌합니다.

그런데 요료법을 하고서 한 달쯤 지난 어느 날 예전처럼 얼굴이 거칠어지고 몸이 좋지 않아 요료법에서 오는 부작용일 수 있다는 생각에 선생님께 다시 전화를 걸어 문의했습니다. 김정희 선생님은 그것은 일종의 '명현현상'으로 일시적인 증상이니 아무런 걱정 말고 계속 요료법을 하라고 했습니다.

그렇게 3개월이 지나고 나니 심장은 아주 좋아진 것을 느낄 수 있었습니다. 위도 좋아져 소화가 잘 되고 얼굴과 손발의 피부가 윤기가 나고 부드럽게 되는 것을 알 수가 있었습니다.

그런데 3개월 반쯤 지난 어느 날 온몸에 가려움증이 생겼습니다. 이것도 일종의 '명현현상'이라 생각하고 열심히 요료법을 계속했습니다. 나도 모르는 사이에 그 가려움증도 사라져 버렸습니다.

요료법을 실시한 지 5개월로 접어든 지금 저에게 달라진 점을 말하자면 다음과 같습니다. ㉠ 부정맥과 소심증이 좋아졌고 ㉡ 위장도 좋아졌으며 ㉢ 맥박은 55~66정도이며 ㉣ 손발이 자주 저렸는데 그 증상이 없어졌고 ㉤ 피부에 윤기가 나고, 부드러워졌습니다. 저는 이렇게 좋은 요료법을 평생토록 계속할 생각입니다. (신성진, 39세, 남자)

좌골신경통과 다리의 통증에 좋다

저는 좌골신경통으로 허리와 다리가 몹시 아파 고통을 받고 있는 사람입니다. 건강잡지와 책을 읽고 요료법에 관심을 갖게 되었습니다. 출판사를 통해 필자이신 김정희 선생님에게 전화로 상담을 받고 요료법을 하기로 결심하였습니다.

저는 3개월 동안 열심히 요료법을 했습니다. 물론 아침식사 전에 처음 나오는 오줌은 버리고 중간 요를 받아 200ml 정도 마셨습니다. 3개월이 지나니 허리와 다리의 통증이 많이 나아졌습니다.

저는 요료법의 효능이 탁월하다는 것을 몸소 체험하고 있으므로 주위의 환자들에게 이를 권해 보았습니다. 그랬더니 오히려 주위 사람들은 (약사 등) 요를 마시면 해롭다고 절대 가까이하지 말라는 것이었습니다. 그래서 선생님께 다시 전화를 걸어 문의

하니 결코 그런 것이 아니라고 상세히 말씀해 주셨습니다.

요료법에 관해 상세한 내용을 모르면 비록 의사나 약사일지라도 현대 의학상 있을 수 없는 일이라고 일축해 버리기 일쑤입니다. 대부분의 사람들은 거부감을 가지고 있습니다. 그러나 저는 요료법으로 확실히 효과를 보고 있으므로 계속 이를 실시할 것입니다.

4개월이 지난 어느 날 영양탕을 먹고 장염을 일으켰습니다. 걱정이 되어 선생님께 다시 문의해 보았습니다. 걱정 말고 계속하라는 말씀을 듣고 실시 중에 있습니다. 평생 고질병이라 생각했던 좌골신경통이 많이 좋아지고 있으므로 누가 뭐라 해도 이 요료법을 계속 실시할 작정입니다. (염종호, 57세, 남자)

퇴행성관절염과 류머티즘에 효과가 있다

　나는 환갑을 지낸 지 7년이 넘었습니다. 나이를 먹어서인지 늘 몸이 나른하고 원기가 없으며, 피곤함 속에서 나날을 보내고 있었습니다. 류머티즘을 10여 년간 앓아 왔는데 최근에는 퇴행성관절염이란 진단을 받았으며 무릎뼈에 금이 갔다고 합니다. 이젠 죽는 날만 기다려야 하나 싶어서 희망 없는 날을 보내 왔습니다.

　어느 날 우연히 초등학교 동창을 만나게 되었는데 나보다 10년은 젊어 보였습니다. 오랜 만에 만나 한참동안 지난 이야기를 나누다가 건강에 대한 이야기가 시작되었습니다. 친구는 나에게 갑자기 요료법에 대해 설명하기 시작했습니다. 나와 비슷한 증상의 병을 요를 마심으로 해서 깨끗이 치료되었다는 겁니다. 그래서 지금은 아주 활기 있는 생활을 보내고 있다고 덧붙이며 말하더군요. 나는 건강을 되찾을 수 있다는 친구의 얘기를 듣고 집에 돌아오자마자 당장 요료법을 실시해 보았습니다.

'약값으로 사용하기 위하여 아들에게 용돈 외에 웃돈을 받지 않아도 되고, 요는 또 몸에 해도 없다고 하니 이보다 다 간단하고 좋은 일이 어디 있겠는가' 라는 생각이 들었습니다.

나는 50ml 정도의 요를 매일 아침마다 마시다가 차츰 양을 늘리기로 했습니다. 마신 지 3일 정도가 지나자 눈이 빠지는 듯이 아팠으며, 머리 통증도 심했습니다. 요료법을 소개해 준 친구에게서 통증이 있었다는 이야기를 들은 바가 없어서 다소 걱정이 되었습니다. 하지만 건강해진 친구를 두 눈으로 확인했기 때문에 요료법을 믿고 계속 마시기로 결심했습니다.

20일 정도가 지나자 잠을 이룰 수 없을 정도로 쑤시고 아프던 다리의 통증이 씻은 듯이 사라졌습니다. 너무나 신기했고 날아갈 듯이 기뻤습니다. 다리 통증이 사라지니 다시 태어난 기분이었으며, 마음까지 젊음을 되찾은 듯하였습니다.

나는 원래 비만한 체격이어서 몸을 움직이기가 힘겨웠었는데 요료법 덕분인지 체격에 균형까지 잡혀오는 것 같았습니다.

지금껏 요를 마시면서 나타나는 부작용도 전혀 없으며, 세상살이가 오래된 탓인지 요를 마시는 것도 그리 고통스럽지 않았습니다. 오줌 맛을 소금기가 섞인 음료수라고 표현하면 어떨까 생각해 보았지만 그 맛도 한결같지 않았습니다.

현재 요료법 실시 후 약 3개월 정도가 되었는데, 무릎의 통증은 완전히 나았으나 예전부터 약간씩 절룩거리며 걷는 현상은 그대로 남아 있습니다. 이것은 아마도 병이 아니라 나의 신체적인 현상이 아닌가 생각됩니다.

아무튼 주위의 많은 사람들은 내 걸음걸이가 한결 가벼워졌다며 눈을 휘둥그렇게 뜨고 쳐다보기도 합니다. 그래서 나도 나와 같은 처지에 있는 많은 사람들이 마음 하나로 고칠 수 있는 이 요료법을 하루속히 실시하여 다시 한 번 건강한 삶을 누릴 수 있도록 열심히 권하고 싶습니다.

후에 요료법 관련 책이 있음을 전해 듣고 읽어 본 뒤 필자이신 김정희 선생님과 전화로 상담을 한 뒤로는 요료법이 우리 몸에 너무나 유익하다는 것을 확인하게 되었습니다. 도시 생활에 찌든 젊은 사람들도 요료법에 관심을 가지고 한번 시험해 보기를 바랍니다. 나도 살아 있는 한 건강한 생활, 즐거운 생활을 보내고 싶기에 꾸준히 요를 하루 한 잔씩 마실 것입니다. (김정순, 67세, 여자)

신경성 수면장애와
성인병 예방에 좋다

나는 어릴 적부터 몸이 약하고 신경이 예민하여 밤잠을 설치고 항상 수면부족에다 위가 좋지 못하였습니다. 어쩌다 친구들과 만나면 살 좀 찌는 게 소원이라고 하소연하곤 했는데 어느 날 한 친구가 요료법을 권하면서 자세한 설명을 해 주었습니다.

옛날부터 10세 미만의 아이들 오줌을 받아서 마시면 약이 된다는 말을 할아버지로부터 들어 왔지만 과연 그것이 좋을까 의심하면서 무심히 지나쳐 버렸습니다.

얼마 후 요료법을 행하고 있는 분을 우연히 만나서 얘기를 들어 보니 정말 좋다는 말을 또 듣게 되었습니다. 나도 '이제는 정말 먹어 봐야지' 하면서 일주일 이상 뜸을 들이다가 다음날 아침부터 먹기로 결심하였습니다. 위가 좋지 못해 부작용이라도 있으면 어쩌나 하는 걱정이 들었지만 신념과 용기를 가지고 우리 집에서 제일 좋은 컵을 들고 화장실로 갔습니다.

처음엔 몹시 역겨워 토할 것 같았지만 꾹 참고 계속 조금씩 마시기 시작했습니다. 3개월이 지난 지금은 꽤 위장이 좋아져 밥맛도 좋고 오줌 맛도 역겹지 않습니다. 낮에 일을 하다가도 마땅한 간식이 없으면 요를 받아서 마실 때도 있습니다. 그러면 속이 든든해지는 것을 느끼게 됩니다.

지금은 요를 마시는 일이 내 일과 중에서 가장 큰 비중을 차지하게 되었으며 오늘의 기도를 끝마치고 난 것처럼 해냈다는 성취감도 맛보게 됩니다. 특별히 아픈 곳은 없습니다만 현대인의 모든 무서운 병도 이 요료법으로 예방이 된다고 하니 살아 있는 동안은 계속 쉬지 않고 요를 마시려고 합니다.

병에 걸리기 전에 예방하는 것이 무엇보다 중요하다 하지 않겠습니까? 요료법이 좋다는 확신을 갖고 정성과 노력만 있으면 돈도 들지 않고 남에게 신세를 끼치지도 않고 해낼 수 있는 것이 이것 외에 무엇이 있겠습니까? 특히 암 환자의 오줌에 항암작용을 하는 성분이 들어 있다고 합니다. 질병 외에 성인병 예방을 위해서도 꼭 이 요법을 권하고 싶습니다. (김정진, 50세, 여자)

만성 위장병과
알레르기성 비염에 좋다

　20대부터 위와 장이 좋지 않아 30년 이상을 고생하면서 웬만큼 좋다는 약은 다 써보았습니다. 특히 장이 좋지 않아서 갓 지은 밥과 채소 외의 다른 음식물은 먹었다 하면 설사를 했습니다. 육식이든 해물이든 먹을 수 없었고, 술도 입에 대었다 하면 3일간은 설사를 했습니다.

　증세는 갈수록 심해져서 30대에 와서는 매일 아침 일어나면 곧바로 화장실을 5분 간격으로 5~6회 정도는 다녀와야 하는데 반 설사를 했습니다. 이렇다 보니 1시간을 활동하면 1시간을 누워 있어야 했고, 만약 휴식을 갖지 않으면 피곤하고 어지러워서 활동을 제대로 할 수가 없었습니다. 게다가 일 년 내내 감기가 끊이지 않았고 알레르기성 비염으로 겨울에는 콧물과 재채기 때문에 찬바람을 항상 피해야 했습니다.

그동안 병을 고쳐보겠다고 병원, 한의원, 약국은 물론 민간요법에 이르기까지 열거할 수 없을 정도로 시도해 봤습니다. 진료하는 의사 선생님 보기가 미안해서 다니지 못할 지경이었습니다. 모두들 자기 병원이나 약국에서 문제없이 고칠 것 같이 이야기하여 그들의 말을 믿고 열심히 치료를 받았지만 결과는 마찬가지였습니다.

어느 모임이건 회식자리에서 음식을 시키기 전에 모두 제 눈치를 살피고 무엇을 먹겠냐고 물었습니다. 고기나 술을 많이 먹고 싶은 동료들은 회식자리에서 제 옆으로 오기도 했습니다.

침을 맞으면 낫는다고 해서 실험대상을 자처하면서 많은 침을 맞아도 보았습니다. 이런 생활을 하다 보니 약이나 침에 대해서도 관심을 갖게 되었고 건강에 관한 서적은 무엇이든지 열심히 보았습니다. 흔한 것은 약이었으나 효과가 있는 것은 없었습니다.

30여 년간 시달리니 반 의사가 된 것 같았습니다. 결국 운명이려니 생각하고, 이렇게 살다가 죽는 것으로 받아들였습니다. 그렇지 않고서야 이토록 많은 약과 각종 치료를 열심히 받았는데 낫지 않을 이유가 없었습니다. 이렇게 마음을 고쳐먹으니 차라리 편했습니다.

그러던 어느 날, 평소에 말수가 적은 친구가 제게 현대의학으로 고칠 수 없는 병을 치료할 수 있는 좋은 약을 알려준다고 했습니다. 당시에는 병과 약으로 워낙 지쳐 있었기 때문에 감사하지만 사양했습니다. 그러나 친구는 자기 주변의 여러 가정이 많은 효과를 보았다며 포기하지 않고 권해 주었습니다. 저는 또 약해지기 시작했습니다.

아무튼 들어나 보자고 말하니 친구는 여럿이 있는 곳에서는 말할 수 없다면서 사우나에서 함께 목욕을 하고 아무도 없는 휴게실에서 이야기하자고 했습니다. 무슨 내용인가 들어보니 바로 요료법이었습니다.

그러나 저는 친구의 이야기를 듣기 3개월 전에 건강잡지에서 요료법과 관련된 기사를 보았습니다. 일본에서는 대선풍을 일으키고 있고, 회원이 약 100만 명 된다는 오줌에 대한 글을 보고 별것이 다 있다고 웃고 넘긴 사실을 이야기하고는 친구를 나무랐습니다. 그러나 친구는 책을 본 일도 없고 권사님이 한 말이며 현재 여러 가정이 효과를 보고 있으니 알아서 하라고 말했습니다.

그 말을 듣는 순간 이것은 분명 하나님이 나의 병을 고쳐주기 위한 계시라는 생각이 들었습니다. 책을 보고도 반응이 없으니 평소에 말이 없던 동료를 통해 알려주는 것이라고요.

요료법을 시작하는 것이 가장 어려웠습니다. 오줌은 더러운 것이라는 생각 때문이었습니다. 처음 1주일은 아침에 일어나자마자 한 컵씩(200ml) 마셨습니다. 놀랍게도 30여 년 동안 거의 매일 아침이면 화장실을 5~6회 가야 했는데 2~3회로 줄었고, 전에는 반 설사를 했는데 오랜만에 모양을 갖춘 변다운 변을 보게 되었습니다. 이에 용기를 얻고 어차피 마시는 것, 점심과 저녁에도 마시기로 하고 하루 세 차례씩 열심히 마셨습니다. 어디를 가도 컵을 가방에 넣고 다니면서 마셨습니다.

2달 후에는 먹기만 하면 설사를 하던 각종 고기와 술도 먹는 실험을 해 보았습니다. 예전 같으면 2~3일간 설사를 할 텐데 문제가 없었습니다. 30여 년간 저를 괴롭히던 고질병이 나은 것입니다. 그동안 병원과 약국 등 그 외에 다양한 약 재료를 사고 복용하는 데 얼마나 많은 돈과 시간과 정성을 허비했었는지 모릅니다. 하지만 오줌으로 돈과 시간을 들이지 않고 2개월 만에 나았다니 믿기 어려운 일이었고 너무나 고맙고 감사했습니다.

저는 지금도 잠자리에서 일어나면 오줌 한 컵을 마신 후 하루 일과를 시작합니다. 요료법 도중에 나타난 호전반응 때문에 걱정을 하기도 했지만, 정기모임을 통해 체험자들의 경험담을 듣고 용기를 얻어서 계속해 오고 있습니다. 이제는 온종일 활동을 해도 피곤한 줄도 모르며, 지금까지 병원에 간 일이 없습니다. 저를 아는 많은 사람들도 이제는 회식자리에서 제 눈치를 보거나 무엇을 먹을 것인지 묻지 않습니다. 무엇이든지 잘 먹기 때문입니다.

저의 고질병을 완치하게 한 요료법을 이제는 널리 알리는 일에 매진하려 합니다. 오줌은 더럽다는 인식전환이 무엇보다 필요합니다. 김정희 회장이 쓰신 요료법 책을 정기적으로 읽고, 모임에 참석하여 다른 사람들의 이야기를 들으면서 때로는 흐트러지는 마음을 다잡기도 합니다. 요료법은 우리가 공기를 마시고 물을 마시는 것처럼 일상적으로 늘 행해야 하는 건강요법임을 잊지 않아야 할 것입니다.(정진완, 67세, 남자)

무릎관절통과
심한 기침 회복에 좋다

저는 2001년부터 요료법을 실천해 왔습니다. 오줌 덕분에 무릎관절통 외에도 9개의 병이 회복된 경험이 있어서 요료법만이 최고의 치료법이라고 믿고 있습니다.

약 한 달 전에 감기에 걸려서 심한 기침을 하게 되었습니다. 며칠이 지나도 기침이 멎지 않자, 병원에 가라는 아내의 끈질긴 권유에 검진을 받고 약을 처방받았습니다. 처방받은 약을 3일 동안 먹었는데도 기침이 낫지 않았습니다.

도대체 왜 이렇게 기침이 사라지지 않는지를 고민했습니다. 그러던 중 갑자기 머리에 떠오르는 것이 있었습니다. 2년 전에 병에 모아 놓았던 오줌이었습니다. 그래서 곧바로 화장실에 달려가 진한 갈색의 오줌을 티스푼으로 두 번 목에 넣었습니다. 그러자 거짓말처럼 여태 나를 괴롭히던 기침이 그쳤습니다. 목에 무엇인가 녹아 없어져서 기침이 사라진 것인지는 몰라도 너무나 놀랐습니다. 그간 밤새 잠을 잘 수 없을 정도로 힘들었기 때문이었습니다.

옆에서 지켜보고 있던 아내에게 '그동안 모아 놓은 오줌을 마셨더니 낫게 되었고 이제 잠을 푹 잘 수 있게 되었다'고 안심시켰습니다. 그 후로 오줌의 힘 덕분에 마음 편히 숙면을 취할 수 있었습니다. 가벼운 기침이 가끔 나왔지만 중증의 기침은 흔적도 없이 사라졌습니다. 누구든지 이렇게 간단한 방법으로 효과를 볼 수 있습니다. 오줌을 병에 넣어서 그대로 마개를 막고 1년, 2년 두면 좋습니다.(송영준, 73세, 남자)

사랑니가 부어 생긴 치통을
가라앉히는 데 좋다

저는 글쓰기를 좋아하지 않는 사람이었지만 자기의 오줌으로 치료하는 요료법으로 극심했던 치통을 가라앉히고 나서는 이 사실을 주위에 전해야 한다는 의무감에 체험담을 쓰지 않을 수가 없었습니다.

얼마 전에 아래 사랑니를 덮고 있던 잇몸이 부어서 2주 동안 심한 치통에 밤새도록 시달려야 했습니다. 치통을 경험하지 않은 사람들은 이렇게 말할 수 있을 것입니다.

"극심한 고통이 아니라 참을 만한 정도의 통증이겠지."

모든 통증이 그렇겠지만 치통은 특히 머리까지 통증이 전해지기 때문에 그야말로 극심하다는 표현이 맞을 것입니다. 이러한 고통 속에서도 저는 요료법에 대하여 알고 있었기 때문에 오줌을 컵에 받아 한동안 입안에 머금고 있기를 반복했습니다. 이 과정 중에 오줌으로 수시로 양치를 함으로써 15분에서 30분 후 통증이 가라앉는 경험을 했습니다.

치통에 시달린 후 재발 방지 차원에서 사랑니를 발치했지만 치과에서 발치하기 전까지 전혀 아프지 않았습니다.

지인의 권유로 요료법을 접하게 되었고, 책을 읽으면서 자세히 공부는 했지만 정말로 이런 효과를 보게 될 줄은 상상도 하지 않았습니다. 솔직히 말하면 요료법을 소개받고는 오줌에 대한 거부감이 있었기 때문에 치통이 조금이라도 견딜만 했었다거나 치과 가기가 두렵지 않았다면 요료법을 쉽게 시도해 보지는 못했을 것입니다.

요료법을 다양하게 활용하는 방법을 익혀서 고통받는 지인들에게 알리고 싶은 마음이 큽니다. 공짜로 자신의 병을 치료할 수 있는 요료법을 더욱더 알리도록 하겠습니다. 감사합니다. (정장훈, 78세, 남자)

과민성대장염을 고치고
건강이 좋아졌다

건강하지 못한 체질로 태어난 나는 40년이 넘는 세월 동안 골골거리며 살았습니다. 20분 거리에 있는 시장만 다녀와도 잠깐 눈을 부쳐야 피로가 풀리곤 했습니다. 5년 전부터는 극심한 대장염과 심한 우울증으로 힘겨웠습니다. 매일 밤 반복되는 대장의 심한 고통에 잠을 못 이루고 밤을 새우기 일쑤였습니다. 몇 달을 견디다가 참을 수 없을 정도의 고통으로 병원에서 진찰을 받았고, 검사결과 선천성 과민성대장염이란 진단이 나왔습니다. 대장 길이가 남보다 유독 길어서 죽을 때까지 약을 복용해야 된다는 처방이 내렸습니다. 약을 먹다가 중지하면 변비와 고통이 재발되기 때문에 의사의 말대로 죽을 때까지 약을 먹어야 했습니다.

그러다가 우연한 기회에 김정희 선생님이 쓰신 『요료법』 책을 보게 되었습니다. 몇 장을 넘기자마자 저는 책의 내용에 끌리게 되었고, 그날 저녁부터 주저하지 않고 요료법을 시작했습니다.

처음부터 욕심을 내서 200ml 정도를 마셨는데 밤새도록 입과 코에서 오줌냄새가 나서 잠을 청하기 어려울 정도였습니다. 그러나 오줌을 명약으로 생각하며 포기하지 않고 계속 마셨습니다. 그날로 병원에서 처방받은 약은 쓰레기통에 버렸습니다. 중간에 호전반응(졸음과 피곤함과 약간의 설사)이 와서 극복하느라 애썼습니다.

요료법을 시작한 지 약 3개월이 지나니까 주기적으로 찾아오던 대장염 통증이 완전히 사라졌습니다. 우울증과 변비 등으로 건강이 나빴는데 지금은 상상하지 못할 만큼 좋아져 매주 등산을 합니다.

20분 거리를 걸어도 피곤해 하던 제가 해발 1,300m 이상 되는 산을 매주 다니는 것을 보면 요료법으로 되찾은 건강이 신기하고 꿈만 같습니다. 앞으로도 계속 쉬지 않고 목숨이 다할 때까지 약 대신 요료법으로 건강을 지키고 싶습니다.(김인숙, 47세, 여자)

눈의 통증과
어깨 결림이 사라지고
위가 편안해졌다

　감기에서 암까지 돈을 들이지 않고 치료하며, 어떤 화학 약품도 필요 없는 요건강법을 실천하고 있습니다. 하지만 요료법을 처음 알게 된 시점부터 실천했던 것은 아닙니다.

　요료법을 소개한 다양한 책을 보면서 요료법이 자신의 건강을 지키는 데 좋겠다는 생각은 했지만 실제로 실시하기까지 많은 시간이 소요되었습니다. 오줌이 더럽지 않다는 것을 의학적인 상식으로 알고 있었지만 머리로만 이해할 뿐, 30cm 아래에 있는 가슴으로 내려오기까지 2년이라는 시간이 걸렸습니다.

　물론 건강상태가 요료법을 당장 하도록 부추겼다면 더 빨리 실시했을 텐데 저는 건강한 생활을 유지하고 있었기 때문에 간과했습니다. 나까오 료이치 원장님의 강의도 듣고 김정희 회장님을 만났지만 실제로 행하기는 생각보다 쉽지 않았습니다. 아마 이 책을 펼친 독자분들도 저와 비슷한 상황일 거라고 생각됩니다.

요료법을 알게 되고 시간이 흐른 어느 날 갑자기 눈이 평소보다 더 뻑뻑하고 아프더니 시리면서 눈물이 나기 시작했습니다. 시야도 조금 흐려진 듯했지요. 노안이 찾아온 겁니다. 저는 컴퓨터 앞에 앉아서 종일 일을 하기 때문에 종종 눈물이 나고 눈이 뻑뻑하긴 했지만 심하지는 않았습니다.

지금 생각하면 몇 차례 몸이 신호를 준 것 같습니다. 눈이 불편해지면 안약이나 일회용 식염수 등을 넣으면서 지냈습니다. 그런데 예전과는 다른 통증이 와서 심각함을 깨닫고는 '이제는 아침마다 오줌으로 눈을 마사지해야겠다' 라고 결심하게 되었습니다. 참 신기한 것은 3일 정도 아침마다 오줌으로 눈을 마사지를 하자 이물질들이 나와서 눈곱 모양으로 끼었습니다.

눈곱은 아주 피곤할 때나 아니면 아플 때 가끔 끼긴 했지만 오줌으로 마사지한 후에 생각보다 많은 양이 끼긴 처음이었습니다. 아마도 눈에 있던 나쁜 것들이 요료법을 하자 청소가 된 것 아닌가 생각됩니다. 그리고 일주일이 지나자 눈이 많이 편안해지고 컴퓨터 화면도 잘 보이기 시작했습니다.

알고만 지내던 오줌요법을 직접 실천하게 된 계기는 눈 때문이었는데 뻐근하고 아픈 어깨 결림도 많이 부드러워졌습니다. 50대 고개를 넘으면서 어깨와 목 부근에 통증이 생겼습니다. 물리치료를 받아도 그때뿐이었습니다. 저녁마다 운동을 하고 수시로 어깨 근육을 풀어주는 스트레칭을 하고 있지만 요료법을 실시하고부터는 어깨가 많이 부드러워지고 통증도 많이 줄어들었습니다. 요료법과 운동의 시너지 효과를 본 것이 아닌가 추측합니다.

저는 아침에 일어나서 누는 오줌의 처음 것을 약간 흘려버리고 중간 요를 1컵 받아서 먼저 입에 한 모금을 넣고 가글링합니다. 잠들어 있던 몸을 깨우는 일종의 신호작용으로 가글링을 한 후 몇 분을 머금고 있습니다. 나머지로는 양쪽 눈을 번갈아 가며 컵에 대고 감았다 떴다를 반복하면서 30회 정도 마사지를 합니다. 컵에서 오줌이 약간 흘러내려서 불편할 때도 있지만 얼굴 마사지용으로 사용하니 나름 괜찮았습니다.

저는 어렸을 적부터 음식을 많이 먹으면 속이 불편해서 소식을 하는 편이었습니다. 요료법을 하고부터는 식사 후마다 조금씩 불편했던 위가 편해져서 식사의 질이 좋아지는 것을 느낍니다.

요료법을 시작하면서 저는 명현반응으로 설사를 1주일 정도 했습니다. 하지만 배가 아프거나 기분이 나쁜 상태로 배출하는 설사가 아니라 시원하게 장을 청소해 주는 느낌이었습니다. 지금도 가끔은 위나 장의 상태가 좋지 않을 경우 아침에 오줌을 마시고 난 다음 설사합니다.

요료법을 시작한 지 오래 되지는 않았지만 깨달은 것이 있습니다. 신선한 야채나 과일이나 물 등 건강한 음식을 주로 먹은 날의 오줌 맛과 뷔페음식이나 인스턴트 음식 등 기름기가 많은 음식을 먹은 날의 오줌 맛이 다르다는 것입니다. 신선한 채식 위주로 건강한 음식을 섭취한 날의 오줌은 색깔도 맑고 마시기도 역겹지 않았으나 육식 위주의 식사를 한 날의 오줌은 탁하고 짜고 냄새도 좋지 않았습니다. 사회생활을 하면서 음식을 가려 먹는다는 것이 쉽지는 않지만 자연스럽게 건강식 위주의 식사를 찾게 되었습니다.

내 몸이 나타내는 반응에 주의를 기울이는 생활을 하다 보니 일석이조를 넘어 일석삼조의 효과를 보고 있습니다. 건강을 챙기고, 돈을 절약하고, 스스로 몸을 돌보는 식습관을 들이는 요료법이야말로 최고의 건강요법입니다. 요료법은 우리의 몸을 화학약품에 찌들게 하지 않고 치료하며, 비용을 들이지 않고 건강을 챙기는 만능 치료제입니다.

자신의 병명도 알지 못하고 여기저기가 아파서 이 병원 저 병원으로 순례를 다니는 많은 분들이 자가치료법인 요료법을 알게 되어 건강한 삶을 되찾았으면 좋겠습니다. "늘 성실하고 꾸준하게 요료법을 실시면 온갖 병에 걸리지 않는다"는 요료법 실천자들의 체험담을 인용하면서 글을 마칩니다. (정영미, 53세, 여자)

잇몸과 치아가 건강해지고
심각한 식중독이 나았다

유독 건강을 챙기시는 할아버지 덕분에 저도 건강에 관심이 많았습니다. 자연스럽게 궁금증도 '어떻게 하면 건강하게 살 수 있을까?' '아프지 않는 방법은 없을까?' 였습니다. 어느 날 친구와 만나기로 약속한 서점에 들렀습니다. 건강코너를 살펴보던 중 『의사가 권하는 요료법』이란 책을 발견하게 되었습니다.

오줌으로 치료한다는 책 표지의 글을 읽고는 내용이 궁금하여 구입하여 읽었습니다. 책으로 요료법을 접하고 얼마 지나지 않아 피서를 갔다가 통조림을 먹은 것이 탈이 났습니다.

화장실을 들락거리면서 힘겨워 할 때 갑자기 책에서 읽었던 요료법이 생각났습니다. 머리에 요료법이 떠오르자마자 바로 화장실로 가서 오줌을 컵에 받아서 마셨습니다. 응급 상황에서 실시한 것이 바로 저의 첫 요료법 경험입니다.

책에는 처음 오줌을 마실 때 맞닥뜨리는 힘겨움을 많은 사람들이 적어놨는데 저의 경우는 건강에 관심도 많고, 또 상황이 상황인지라 그런 생각을 할 여유가 없었습니다. 자연스럽게 받아들이게 되었습니다.

오줌을 마시고 나니 복통이 차츰 사라지고 조금씩 몸이 회복되었습니다. 새로운 경험을 한 후 요료법 관련 다른 책들을 읽고, 인터넷으로 정보를 찾아보면서 더 열심히 요료법을 하게 되었습니다.

다양한 책을 통해 얻은 정보를 종합하여 제대로 요료법을 실시한 후 병으로 고통 받는 사람들에게 전해 주어야겠다고 생각했습니다. 열심히 공부하고 실천하여 요료법이 필요한 사람들에게 알리기 시작했습니다. 주변사람들이 저의 이야기를 듣고 요료법을 실천한 후 병이 나았다는 말을 들려주었을 때 정말 기뻤습니다.

오줌은 우리 몸의 면역력을 길러주고 스스로 낫게 해주는 자연치유력을 갖고 있기 때문에 신이 우리에게 준 선물이라 생각합니다. 당뇨병, 고혈압, 위장염, 비염, 오십견, 잇몸병, 치아 흔들림 등 다양한 증세들이 서서히 좋아졌다는 사람들의 말을 들을 때마다 더 많은 사람들에게 알려야겠다고 생각했습니다.

저는 매일아침 오줌 한 컵을 받아서 얼굴에 문지르고, 컵을 눈에 대고 감았다 떴다를 반복했습니다. 그리고 오줌으로 이를 닦

는 습관을 들이니 잇몸과 치아가 건강해졌을 뿐만 아니라 피부
가 좋아졌다는 말을 주위에서 많이 들었습니다. 저의 체험을 통
해서 앞으로 좀 더 많은 사람들에게 요료법을 알리도록 하겠습
니다.(박재일, 65세, 남자)

김성철 시인이 요료법 책을 읽고
크게 감동을 받아 지은 시입니다.
요료법이 많은 사람들에게 공감을 일으켜서
병으로 힘겹게 살아가는 분들에게
희망의 등불이 되기를 바라는 마음을 담았습니다.

Miracle
Urine Therapy

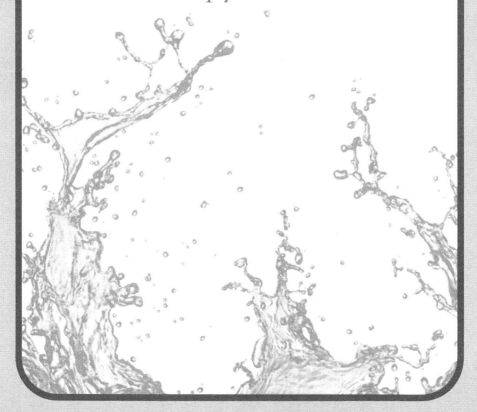

요료법

김성철

오줌을 누가 마실까

노르스름한 색깔
비릿한 냄새
관심지대를 벗어난 폐물
마음은 삭제를 클릭한다

생각은 못이 박힌 아집
마음은 한 없이 높이 솟은
담, 또 담
넘을 수 있나

버리고 지우고 닦아내는 것이라고
쌍둥이 형제 콩팥은
발톱을 튕긴다

흘러가야 할 시대
몸 안에서 이미
장례를 차른 시신으로
멀리 던져진 시간이라고.....

죽을 병 걸린 몸이
부시시 깨어나서
양수에 둥둥 떠 있던 시절
원초적 고향을 그리워하며

거기에서
마시고 들어눕고 함께 놀았던
시대가 있었다고.....

누가
경계를 세우고
샤머니즘을 만들었나

온 몸 구석구석 돌아
옅은 색 노랑으로 살짝 익은
물의 순례자인 걸

죽을 병, 몹쓸 병, 괴로운 병
움추러들었던 몸이
말을 하네

향수가 벤 고향이
거기 있다
내 몸 안으로 부메랑
양수로 출렁이게 하라
지릿내 속에 상큼한 비밀
나는 여기에
살길을 연다

몸 밖에서 나를 감쌌던
포대기 같은 양수
이제는
몸 안에 들어와서
내 생명을 다시 감싸고

잃었던 그 포대기로
내 삶을 다독거린다

나는 다시 살고 있다
힘차게

기적을 일으키는 요료법

초판 인쇄   2019년 3월 10일
초판 발행   2019년 3월 15일

편저자   김정희
발행인   권윤삼
발행처   산수야

등록번호   제1-1515호
주소   서울시 마포구 월드컵로 165-4
우편번호   03962
전화   02-332-9655
팩스   02-335-0674

ISBN 978-89-8097-450-4   03510
값은 뒤표지에 있습니다. 잘못된 책은 바꾸어 드립니다.

이 도서의 국립중앙도서관 출판시도서목록(CIP)은
서지정보유통지원시스템 홈페이지(http://seoji.nl.go.kr)와
국가자료공동목록시스템(http://www.nl.go.kr/kolisnet)에서 이용하실 수 있습니다.
(CIP제어번호: CIP2018042036)